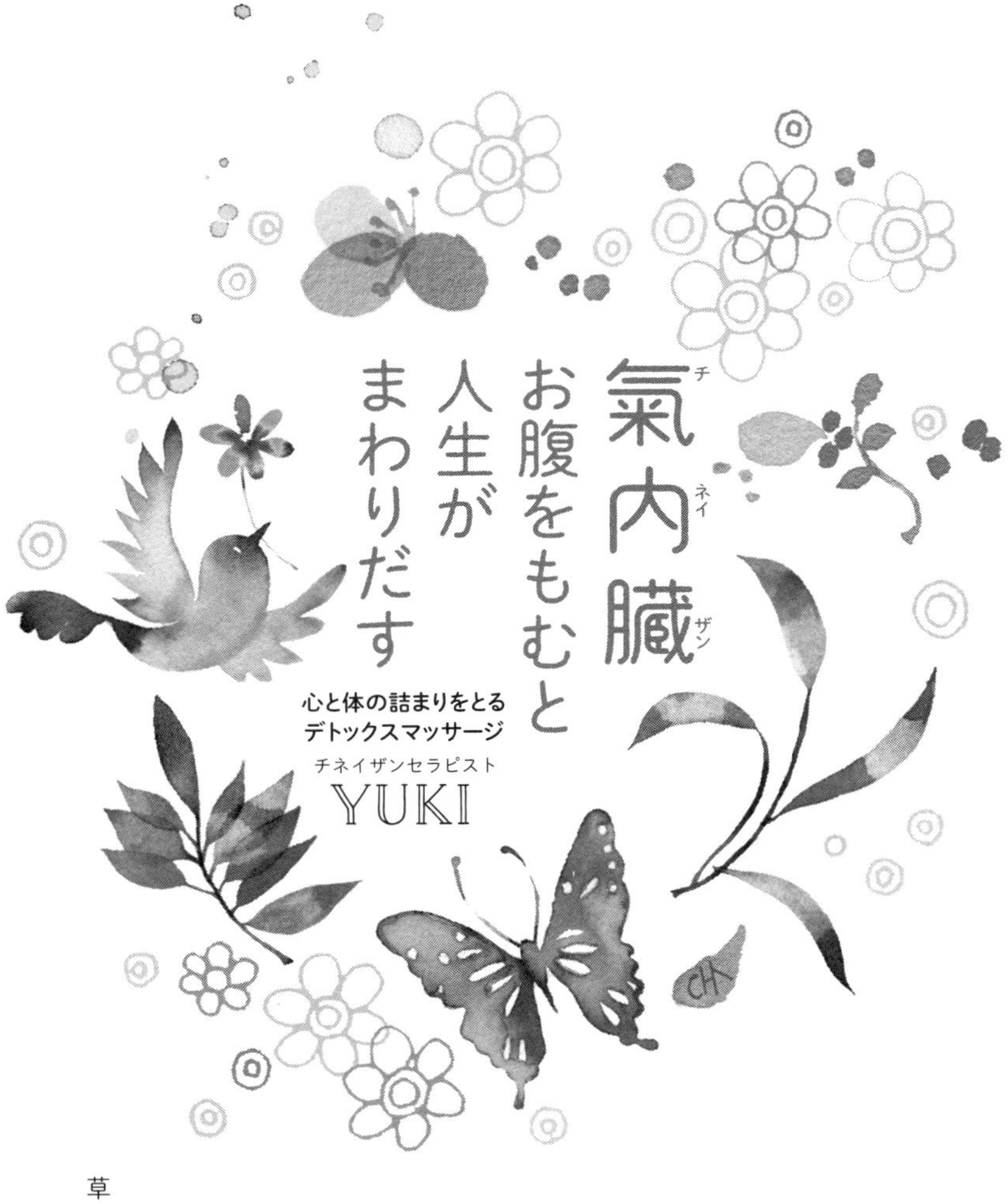

氣《チ》内《ネイ》臓《ザン》お腹をもむと人生がまわりだす

心と体の詰まりをとる
デトックスマッサージ

チネイザンセラピスト
YUKI

草思社

氣《チ》内《ネイ》臓《ザン》　お腹をもむと人生がまわりだす
心と体の詰まりをとるデトックスマッサージ　目次

PROLOGUE

何をやっても中途半端だった私が「お腹をもむ」だけで劇的に変わった

1

お腹に溜まった負の感情、老廃物が不調の原因だった

2 お腹をもむと、なぜ人生が好転するのか

EPILOGUE

「お腹＝自分」を大切にする生き方へ

ブックデザイン
アルビレオ
イラスト
Chico Hayasaki

PROLOGUE

何をやっても
中途半端だった私が
「お腹をもむ」だけで
劇的に変わった

仕事も恋愛もダメダメ、何をやっても中途半端だった私

今振り返っても暗い過去、新卒で入社した会社を辞めてから、20代で5回も転職を繰り返し、気づいたらもう30歳目前……。親には「女としての幸せも考えなさい」と言われ、そんなことわかってる、と思いつつも、安定的なパートナーとは縁遠かった私。

まわりは次々と結婚していく中、本当に好きな相手には好かれない、二股をかけられたり、忙しくて自然消滅したり、友達以上になれない曖昧な関係に、ほとほと疲れ切っていました。

よっぽど、恋愛にエネルギーをかけるよりは、一生結婚しないで仕事に情熱かけて生きていってやろうか！とも思う日、仕事にも行き詰まりを感じて、生きることも、働くことも、そして自分自身でいることも嫌になっていた、そんなとき、私はあるものに出会いました。

自分探しと健康法探しに疲れ果てる日々

当時の私は、キャリアを積むという夢も中途半端、プライベートも中途半端、不健康で、不平不満だらけ。そんな自分に自信などこれっぽちも持てず、心も体も疲れ果てていました。

朝起きられない、いくら寝ても疲れがとれない、便秘、肩こり、冷え性、胃腸虚弱なのに、ストレスで暴飲暴食してしまう癖、そしてずっと生理がなく、これは何よりも気になっていました。これらの症状を改善しようとヨガを始め、マクロビオティックを勉強したり、名医を求めて病院を転々としながら、お薬を飲んだり、ホルモン剤や高額な漢方薬を試したり、ありとあらゆる自然療法を片っ端から実践するような日々を送っていました。

しかし、一時的には効果があるものの、それもあまり持続せず、症状が根本的に改善することはありませんでした。

その中で唯一、とてつもない効果を上げたのは「断食」でした。

断食は自宅で行うのではなく専門の断食施設に入るタイプで、その場に行ってしまえば、こっちのもの。住んでいる世界とは別の環境で、食べることからも、仕事からも、将来を考えることからもすべて逃れて、新しい自分になれる感覚がたまらず、すぐに断食にはまり、日本各地の断食合宿を転々とするようになりました。

ただ、普段は会社員をしていたので、断食施設にいるときは、暴飲暴食もせず体調も安定するのですが、自宅に帰っていつもの環境に戻ると、また途端に乱れた食生活がぶり返し、ストレスでビールをがぶ飲み、反動によるドカ食い、を繰り返すようになったのです。

とはいえ、日常生活でずっと断食を続けるのは難しいし、食事の誘いを断り続けていたら友達もいなくなってしまう。実際、玄米菜食などの食事制限を徹底していると、会社では変な目で見られたし、実家に帰っても家族との喧嘩が絶えませんでした。もちろん恋人だって、できるわけもなく……。

導かれるようにタイで「氣内臓（チネイザン）」と出会う

「ユキちゃんと食事をしてもつまらない」「草しか食べない」。そんなことを言われ、自然と家族や友人との付き合いを避けるようになり、さらに孤独を感じていた頃でした。

通っていたヨガの先生に、タイのチェンマイに世界最強のデトックスマッサージがあると聞いたのです。

なんでもそれは、内臓をもみ込み、内臓に溜まった老廃物を流し出し、本来ある状態に戻してくれる究極のデトックスマッサージだとか。これを聞いた私は、ピンときました。これで、この苦しい断食ループから逃れられるかもしれないと。すぐにチェンマイ行きの航空券を購入し、1ヵ月後にはチェンマイに飛んでいました。

それまで、タイのバンコクにはタイ式マッサージを勉強しに行ったことはあったのですが、チェンマイは初めて。事前にチネイザンの情報がまったく手に入らなかったので、ガイドブックを頼りに、街で必死にチネイザンの施術をしてくれる学校を探し出し、チネイザンを受けるチャンスを得ました。

そこは緑深いガーデンの中にある学校で、校長が自らチネイザンをしてくれました。そのときの衝撃は今でも忘れられません。お腹を出して、各臓器、そしておへそまわりに刺激を与えていく。その度に、経験したことのない痛みが走り、その痛みとともに、過去の記憶が走馬灯のようによみがえり、その痛みが引くとともに、その記憶をリリースしていく。

今までの人生で感じた悲しみ、悔しさ、孤独感、そういったものが痛みとともに消えていくのを感じました。おへそまわりは壮絶に痛かったのを記憶しています。60分の施術が終わると、私はまるで、人間洗濯機に入れられてすべてを洗い流され、洗いたてのシャツになったような気分に生まれ変わりました。

これがチネイザンなんだ……。施術中に先生が、肝臓は怒りを溜める、腎は恐怖、と英語でレクチャーしてくれて、その誘導に従って記憶をたどっていったのですが、まさに、その痛みが消えるとともに、その感情も洗い流されるような気持ちになりました。

チネイザンって、すごい。今までどんな薬も、自然療法も、断食でさえも、こんなにすっきりと気分爽快になったことはない。また元の自分に戻らないように、チェンマイでしっかりと習得して、自分でできるようになって帰国しよう。そう決めて、チネイザンの習得に励みました。

それから数年は、会社の休みを利用してはチェンマイに通うようになりました。チェンマイにはたくさんのチネイザンの先生がいて、それぞれに手技が違うので、毎回違う学びがありました。通うごとにどんどんどんどん、自分の性格が変わっていくのを感じました。

そして、同時に、日本でもチネイザンの施術を開始しました。それが、今の私のサロンであり、スクールでもある「たまよろ庵」の出発点です。

その後2011年、東日本の大震災があった年、チネイザンを自分で自分に施せるようにしよう、と思い立ったのです。たとえどんな状況に置かれても、自分で自分を癒やせるように、する。それができれば熟練したセラピストがいなくてもなんとかなる。チネイザンの改良に取り組み、セルフチネイザンを開発。その普及のため、独立を決意し、会社を辞め、日本全国をまわる毎日が始まりました。

虚弱体質がみるみる元気に、パートナーにも出会い、無排卵無月経だった私が妊娠！

そんな中でした。地方講演の中でとってもいいお腹との出会いを果たしたのは……。

それが今のパートナーとの出会いです。私はいつも講座の中で生徒のお腹を触っていきます。どこが固いか、冷たいかを直接お伝えしているのですが、彼も生徒の一人でした。私は触れた瞬間、すぐにこの人だ、と思い、付き合い始めてから半年で結婚。その数ヵ月後には赤ちゃんを授かり、今は母となりました。まるで夢みたいです。

今まで特定の彼氏もいなくて、誰と付き合っても長続きしなかった私が、パートナーに出会い、そして重度の無月経で、婦人科では「60代のおばあちゃんと同じくらいしわくちゃの子宮」と言われていた私が、すぐに赤ちゃんを授かったこと。今は一児の母となり、大好きな仲間に囲まれて、天職であるチネイザンをお伝えしていること。何をやっても中途半端、自分に全然自信を持てなかった私が、短期間の間にこんなにも、すごい変化をしたのも、毎日、自分のお腹に手を当てて、内臓をマッサージしていたこと以外に理由は見つかりません。

みなさんも、こんなダメダメだった私が、人生の天職に出会い、そしてパートナーに出会い、人生で一番大切な宝物を授かった、そんなミラクルなチネイザンマッサージを体験してみませんか？

奇跡は、みなさんのお腹の中に眠っているかもしれませんよ！

効果には個人差があります。体に合わない、調子が悪くなったなど、異常を感じた場合はすぐに中断してください。

特定の疾患がある方、治療中の方は医師とご相談の上進めてください。

1 お腹に溜まった負の感情、老廃物が不調の原因だった

心の状態はお腹に表れる

みなさんのお腹は、冷えて固くなっていませんか？　赤ちゃんのお肌のように、温かく、ふわふわもちもちの柔らかいお腹をしていますか？

おそらく、自分のお腹に手を当てて、お腹の状態をチェックしたことがない方もいるでしょう。昔から、おへそはいじるな、雷さまにおへそを取られる、と言われ、お腹はあまり触れてはいけないもの、そういう迷信すら存在していますよね。そんな中で、積極的にお腹をマッサージするなんて、もってのほか！　考えられないという方も多いのではないでしょうか。

だまされたと思って一度、本を置いて、お腹に手を当ててみてください。

今のお腹の状態はいかがでしょうか？　カチコチ？　ふわふわ？　ちょうどいい温かさ？　それとも冷えて感じますか？

チネイザンでは、心の状態は、すべてお腹に表れると考えています。心の中に溜まった負の感情や詰まりが、お腹にすべて表れているというわけです。そして、お腹を固いままにしていると、冷え、便秘、頭痛、生理不順、肌荒れ、など、様々なものを引き起こす原因となるというのです。また、詰まったものは、すなわち、人生の行き詰まりも表します。

私も以前はそうでした。胃のあたりにいつもゴリゴリを感じる。腸が詰まっている。だから、何を食べてもおいしく感じられない。疲れやすい。生理不順。そんな毎日を繰り返していました。今はわかります。こんなお腹ではけっして幸せになれないと。

心と体を同時に癒すチネイザンとは？

ここで、チネイザンのご紹介を、させていただきますね。チネイザンは、正式には氣内臓デトックス療法と言い、タイのチェンマイで生まれました。

元々、古代道教（タオ）の老師たちが行っていた腹部（内臓）のマッサージを、現代の解剖学などと融合させて、タオイストである謝明徳（マンタク・チア）が開発したものです。単なる腹部のマッサージだけではなく、気功療法や瞑想法などもあり、タイのチェンマイでは彼の開いたリトリート施設があり、世界中からチネイザンを体験しに多くの人々が訪れています。

チネイザンが生まれた背景には、東洋医学の最古の古典、『黄帝内経《こうていだいけい》素問《そもん》』の中の記述があります。『黄帝内経素問』とは、古代中国の皇帝である黄帝（紀元前25世紀頃とされる）が岐伯《きはく》をはじめ幾人かの学者に日常の疑問を呈し、それに学者が答えるという問答形式で記述されたものです。その中で、黄帝が岐伯に、「なぜ人は病気になるのか？」という質問をするのですが、その答えがチネイザンのベースとなっています。

岐伯は、「怒傷肝、喜傷心、思傷脾、悲傷肺、恐傷腎」と言って、感情の変化が内臓に直接打撃を与えると答えるのです。

つまり、怒りは肝を傷め、喜び過ぎは心《しん》を傷め、思い煩いは脾《ひ》を傷め、悲しみは肺を傷め、恐れは腎を傷める、と古代の医学書が論じているのです。この病気の原因をもとから治すのに利用されたのが腹部（内臓）マッサージでした。

チネイザンでは、感情も食べものと同様、内臓で消化されると考えていますが、感情が過剰になると未消化のまま内臓に蓄積され、やがてそれが病気の原因になるというのです。怒りも溜め込み過ぎると肝臓を病むし、心配したり、くよくよしたりすると脾（胃）が痛くなる、消化不良になる、それを古代の人はすでにわかっていて、それを根本から解決する方法がチネイザンだったわけですね。

だから、お腹を見ると、その人が溜め込んでいる感情がすぐにわかります。

私はチネイザンのセラピストとして今まで７０００人近くのお腹に触れてきました。

一人として同じお腹の方はいません。お腹は十人十腹、その方の性格を映し出す鏡です。施術に入る前に丁寧にカウンセリングをしますが、お腹はその方が話していないこともでも、触れただけで私に伝えようとしてくれます。ですから、施術のときにお客様にそれをお伝えすると、なんで言っていないのにわかるのですか？と驚かれます。

お腹に溜め込んでいた感情に気がつくと、ほろりと涙を流す方もいらっしゃいますが、それは本当に我慢して頑張ってきた証拠です。内臓は悲鳴をあげていたのに、無視し続けてしまった結果、お腹はカチコチになってしまったのです。そんな方々が日々、たまよろ庵に訪れます。チネイザンを受けた直後に妊娠したというご連絡もよくいただきます。きっと今まで抱えていたものを手放して、ふわふわお腹に変わった瞬間に、幸せが訪れたのではないかと思います。

お腹は自分にとってかけがえのない一番の同志。とても愛おしい存在なのです。

未消化の感情が内臓を傷つける

ここで、もう一度、なぜお腹がカチコチになるのかを考えてみましょう。

チネイザンでは、感情も食べものと同じく、内臓で「消化＝昇華」されるものと考えられています。しかし、その感情が過多であると、食べ過ぎと同じように、内臓が消化不良を起こします。

未消化のまま蓄積された感情は気の乱れを起こし、血行の悪さを招き、それが病気の原因になっていきます。

東洋医学では、氣・血・水が私たちの体を構成する3要素と捉えていますが、気の乱れは血・水の乱れ、滞りを招きます。まさに、病は気から、ですね。この気の乱れに早い段階で気がつければ対処のしようがあるのですが、感情は目には見えません。そして私たちは意外と、今自分がどんな感情を抱えているか、何を感じているかに気がつかずに毎日を過ごしてしまっているのです。

まるで、自分が何をどのくらい食べているのかを知らずに、毎日無自覚に食べものを流し込んでいるようなことを、内臓にしてしまっているのです。これって恐ろしいことですよね？　もし自分で何をどのくらい食べたのかを把握していないと、胃腸に負担をかけますし、体重もどんどん増加します。

そもそも感情の目的は、溜め込まれることではなく、その感情を抱いた本人を突き動かすことにあります。英語でいえばemotion、情動とも訳されることからもわかります。

つまり、本来、感情は体の外に出すことを目的としているもので、それは「エネルギー」を生み出す源泉なのです。行動を起こすには、まずエネルギーが必要で、そのエネルギーは、まさに感情が生んでいるのです。

たとえばオオカミは、自分の縄張りに敵が入ってきた場合、怒りの感情を震わせ、大声で威嚇《いかく》することで敵を自分の陣地から追い出す行動をとります。追い出せたら、また静まり、怒りの感情は消えていきます。私たちも「好き」という気持ちを抱いたら、声に出して相手に伝える行動に出ないと、現実はなんにも前に進みませんよね。これが感情の本来の役割です。感情が生まれたら必ず形として外に出す、けっして溜め込まないことが肝心です。

内臓からのSOSの声、聞こえていますか？

したがって、本来外に出されるべき感情のエネルギーが、無自覚のうちに体の内側に蓄積されていくと、徐々に内臓はSOSを発するようになっていきます。色々なSOSのサインを発して、溜め込んでしまった感情に気づくように教えてくれているのです。

でも、私たちは、毎日の忙しさのあまり、このＳＯＳのサインを見落としがちです。するとどうでしょうか。へそを曲げた内臓たちは、さらに大きなＳＯＳの声を出すようになります。それが、急性の病気となって表れます。急性胃腸炎などがその例です。ここで気づいて、体を養生して、自分の心も内省できたらいいのですが、ここで気がつけないと、内臓はもう声を発さなくなります。この人に言っても、どうせ聞いてくれないから、と内側に閉じるようになります。行き先をなくした感情は、食べ過ぎた飲食物と同じく、内臓に蓄積し、血行不良を招いたり、次第にはこりやこぶとなっていくと考えられています。そしてその蓄積が、慢性的な症状として体ににじわじわと表れるようになるのです。

内臓は柔らかい組織でできていて、その中をつねに新鮮で温かい血液が流れているのですが、未消化の感情はこの流れをブロックし、内臓にこぶやこりとなって停滞を続けてしまうのです。それらが、良性ならば、内臓のポリープなどですみますが、いつの間にか、もっと深刻な病気を招いてしまうこともあります。

内臓の声を無視し続けたお腹は冷えて固くなっています。内臓が上手に働かなくなってしまったからです。

お腹＝心のサイン

チネイザンでは、「お腹＝心のサイン」と捉えています。たとえ、心で何かを考えていても、表面上は何もわかりませんが、お腹に触れると心がわかるというのです。いわば、お腹とは、触れるだけでそのときの自分の感情を教えてくれる体の唯一の場所なのです。

もしお腹に触れることで、今の自分の心の状態を知ることができるのならば、毎日でも触って心の状態を把握しておきたいと思いませんか？　自分の心の状態がわかると、不思議なことにそれに逆らうことはしなくなります。自然と自分の心のままに、心に正直に生きていこうと思えるのです。

なぜなら、自分の心に嘘をついた生き方をしていると、お腹はわかりやすくとても固くなるからです。お腹はつねに一番大切なことを教えてくれます。

自分に合う職業、本当の友人やパートナー、そして自分がやりたいこと……。すべてお腹を通じて見つけることができるのです。

自分を変えたいと、チネイザンの講座に来たAちゃんもその一人です。30歳を過ぎてもなかなかいい出会いに恵まれず結婚を焦っていたAちゃん。とってもかわいらしい顔立ちとはうらはらに、服装はまるで男の人のようでした。

施術すると、お腹全体がとても固く、とくに下腹部、子宮まわりが固く張っていました。実は最近、付き合い始めた彼氏がいるものの、お金にだらしなく、浮気を繰り返す典型的なダメ男だったというのです。子宮まわりを温めてほぐしていたところ、Aちゃんは突然涙を流し始めました。マッサージされながら、今までいかに自分を大切にしてこなかったか、そして自分の女性性を否定してきたか、気づいたら涙が止まらなくなったと言います。これからはもっと自分を大切にしてくれる彼を探します、と今の彼との別れを決意。

その後、Aちゃんはチネイザンをさらに深めたいと3日間のマスターコースに参加したのですが、なんとその3日の間に出会った男性と意気投合し、お付き合いをスタート。その半年後には「結婚しました」と幸せなお知らせをいただきました。あまりに劇的な展開に私も正直驚いたくらいです。

私自身がそうでしたが、Aちゃんのように、お腹に触れることで人生が変わった、という方は本当にたくさんいます。

その反面、お腹の声を無視し、お腹の固さをほうっておくと、最後には自分自身の心を見失ってしまいます。心が頑なになり過ぎるあまり、今、自分は何をしたいのだろう、誰といるときが幸せなんだろう、自分の夢ってなんだったんだろう、そういったことが見えなくなってしまうのです。

そうなる前に、ぜひお腹に手を当てて、自分の本当の心の声を聞くことから始めてみてください。

2 お腹をもむと、なぜ人生が好転するのか

おへそはエネルギーの出入り口

では、チネイザンについて詳しくご紹介していく前に、まず、お腹の中でも最も大切な存在である「おへそ」について考えていきたいと思います。

みなさんは、ご自分のおへそを眺めたり、ゴマが溜まっていたらお掃除をしてあげていますか？　昔から「おへそはいじるな」と教えられていて、おへそに触るとお腹を壊すと思い込んでいませんでしたか？

チネイザンでは、おへそはエネルギーの出入り口と考えています。

お母さんのお腹の中にいたとき、私たちは、酸素や栄養など、生きるためのすべてをおへそを通じて得ていました。そして、不必要なものを排出するときも、おへそを通じて行ってきました。この機能は生まれると退化して忘れ去られてしまうのですが、私たちの体は生まれたあともずっとこのことを覚えていて、不必要なものが自然とおへそのまわりに集まってくるというのです。

なんといっても、おへそは自分と母、そして母とおばあちゃん、そのまたご先祖を繋ぐ場所でもあり、代々の記憶を繋ぐ場所です。身体のセンターにあるのも、おへそです。内臓の中心にあるのもおへそ。おへそは、私たちの体のエネルギーの出入り口でもあり、自分と先祖代々を繋ぐ「門」でもあるのです。

実際に頭で色々と考え過ぎているときや、多くの問題を抱え込んでいるとき、おへそのまわりはとても固くなります。固くなるばかりではなく、へそのゴマもたくさん溜まってきて、おへそが見えなくなるほど詰まっていることもあります。

このような状況では、いい気も入ってきませんし、不必要になった気も外に出て行けず、体の中は八方ふさがりのような状態になってしまいます。まるで監獄に繋がれた状態です。

そんなときこそ、おへそのまわりを緩めて、温め、おへそのゴマをきちんと掃除して、エネルギーの流れをつくってあげることが大切です。

おへそのゴマ掃除のやり方はかんたんです。まず、おへそのまわりにやや多めにマッサージオイルを塗ります。オイルでおへそのまわりを少しほぐしてあげたら、綿棒をおへその中でくるくると回しながらゴマを取り除いていきます。もしオイルが足りなくなったときは、オイルを足してあげましょう。〝たっぷりのオイルで優しくくるくる〟がおへそのゴマをスッキリときれいに取り除く秘訣です。

生徒のMさんは、へそのゴマ掃除をした直後、家の中から使っていなかった通帳が出てきて、中に5万円も預金があったり、勤めたかった会社から採用メールが来たり、好きな人からお誘いのメールが来た等々、次々に幸せな出来事が起きたと、大喜びでした。今ではおへそのお掃除は日課になっているそうです。

詰まりのないおへそが理想

もう一つ、おへそは、実は自分の願いを叶えてくれる場所でもあります。先ほどお話しした通り、おへそは自分とお母さん、そしておばあちゃん、先祖代々を繋ぐ場所。何千年、さらには何億年と絶えることなく受け継がれてきた生命のエネルギー、そして愛情はおへそでしっかりと結ばれているのです。

神社・仏閣などパワースポットに足しげく通う必要なんてありません。自分の内側に、スピリチュアルかつ、一番のヒーリングスポットがあるんですから。

もし最近、ついてないな、体も元気じゃないな、そういう方は、すぐにおへその状態をチェックしてみてください。閉じていたり、ゴマが溜まっていたり、そこにエネルギーの停滞があるはずですから。おへそは、自分の願いを宇宙に届けてくれる場所であり、そこには気が充満していて、滞りのない状態が理想です。

腹夢と偽夢

おへそもきちんと掃除したし、きちんと開いている。でも、夢が叶わない、理想の恋人に出会えない、理想の仕事に就けない、理想の収入が得られない……。それはなぜなのでしょう？

実は、夢には2種類あって、お腹の底から本気で願っている「腹夢」と、本当に自分が欲していないのに、みんながそうしているから、持っているから、とまわりと比べ、焦ってなんとなく自分が劣っているように感じて願っているように錯覚してしまう「偽夢《ぎむ》」というものがあります。腹夢はそれを思うだけでわくわくして体の中から温かくなるような思いですが、偽夢は義務に似て、自分はこうあるべきと規定している思いです。

結婚したいと思っている方、本当に結婚したいと思っていますか？

何かを手に入れたいと思っている方、それは今本当に欲しいものなのでしょうか？

まずは、今の自分の夢や理想が、本当のものなのか、自分自身に聞いてみてください。

実は昔、私も偽夢をたくさん持っていました。だからこそ、この感覚がわかるのです。

チネイザンに出会う前の私は自分に合う仕事を見つけることに必死で、結婚や子供のことなど、本当は願ってはいませんでした。むしろ、もっと自分が一人前になって、仕事で認められたいと思っていました。でも、30歳手前にもなると、まわりのみんなは次々と結婚していきます。旦那さんもいて、子供もいて、とても幸せそう。それに引き換え私は……、今考えてみると、まったく感じる必要のない負い目のようなものを感じては焦っていました。

当時の私は、新月や満月になると、結婚したい、子供もできれば欲しい、など、腹の底からは願ってもいない偽夢を、あたかも本当の夢のように願っていました。それは当然、本当の夢ではなかったので、いっこうに叶いません。なんだ、新月も満月の願いも、なんの効果もないんだな。パワースポットに行っても願いが叶うわけじゃないし。そう思い込んでいました。そして、まわりの友達と、自分を比べては、さらに落ち込んでいきました。

今の私ならわかります。

本当の夢じゃない限り、叶うわけなんてないんです。それが、チネイザンに出会って、なんで叶わなかったのかがようやくわかるようになりました。

お腹は本当のことを教えてくれます。お腹はけっして嘘をつきません。自分が心底気持ちいい、心地いいと、お腹は温かくてふわふわと柔らかい状態になりますが、自分で自分に嘘をついていたり、本音を話せていなかったり、本当に思っていることとまったく違う行動をしていると、お腹は冷たく、固くなります。

願いが叶いやすいお腹の特徴

私の生徒のSちゃんもそうでした。上司のパワハラに耐えられない、自分のいる場所じゃない、そう感じて長年勤めていた会社をもう辞めたいと思いながらも、なかなか辞められず、いつもお腹は冷えてカチコチでした。すぐに体調を崩し、顔色もつねに悪く、のどがずっと痛い……。こんな状態を続けていてはダメだ、そう思った彼女は一念発起して、チネイザンをマスターし、本当の自分を取り戻すべく、会社を辞める決意をしたのです。

するとどうでしょう。彼女のお腹はたちまち柔らかさを取り戻し、いつもホカホカ。長年の便秘も解消し、ダイエットにも成功しました。顔色もピンク色になり、今は会社を辞めたあとの人生について、目をキラキラさせて語ってくれます。

またある芸能事務所に勤めているKさんも同じでした。彼女の仕事は多忙を極め、つねに睡眠不足。夜はお酒を飲む機会も多く、お腹は冷えていて、下腹部は冷蔵庫のようでした。彼女はチネイザンに出会うと、すぐにこれだ！と確信し、芸能事務所を辞め、もう少し時間にゆとりを持てる会社に転職をし、自分のために生きる決意をしました。

なんにでも一生懸命なKさんは、私の元でチネイザンを一気に習得し、長年の花粉症も克服。この頃の彼女のお腹は見違えるようでした。いつもホカホカの焼き芋のような温かさと柔らかさ。そしてついに、念願の赤ちゃんを授かり、今は一児の母として、かわいい女の子の子育てに励んでいます。

そうなのです。お腹がこのような状態にならないと、願いは叶いにくいのです。逆に考えると、お腹って本当に私たち思いですね。涙が出てきます。本当に腹の底から願っていない思いは叶わないようにしてくれて、本当にお腹の底に眠っている自分の本音の夢だけは、叶えてくれる力を持っている。

だからこそ、いつもお腹に手を当てて、今自分が願っていることは、本当にお腹の底から願っている夢なのか、そうじゃないのかをお腹に聞く習慣を持ってみてくださいね。

不幸なお腹、幸せなお腹の分かれ道

私は職業柄、今まで7000人近くのお腹を見てきました。
その中で、冷えて固いお腹を持つ人は、自分らしく生きたいのに、自分の本当にしたいことがわからなかったり、わかっていても行動に移せなくて我慢している、仕方ないと思ってあきらめている人が多く、一方でホカホカで柔らかいお腹を持つ人は、多少忙しくても自分のしたい仕事をして、自分の思い描く人生を生きている人が多いことに気がつきました。

冷たくて固いお腹＝不幸腹《ふこうふく》
温かくて柔らかいお腹＝幸腹《こうふく》
みなさんは、どちらのお腹を選びますか？

ではこの二つを分けてしまう原因は、どこにあるのでしょうか？
それはずばり、「内臓の消化力」にあります。言い方を変えれば、お腹が強いか、弱いか、の違い。

ここで詳しくご説明します。内臓で消化されるのは、普通であれば飲食物と考えられていますが、チネイザンでは先述の通り「感情」も含みます。そしてこの感情こそが、お腹を冷たく、固くしてしまう原因でもあるのです。

想像してみてください。大自然に囲まれた温かい温泉で温まって、大好きな友達や家族と語り合い、そしておいしいごはんを食べたり、マッサージを受けたりするご自分を。人は、うれしいとき、楽しいとき、幸せなとき、笑っているときには、体温が上がります。つまり、お腹から温かくなっていきます。

反対に、想像してみてください。ギスギスした職場にいて、見えるのはパソコンの画面と苦手な上司の顔だけ。終わらない山積みの仕事に、突然降ってくる上司からの命令。本当は早く帰りたいのに、今日も残業。やっと帰れたら帰りの電車も満員。まわりはみんな疲れ切ったサラリーマン。今日もまた何をやっているんだろう、って思う自分を。

こんな自分、想像したくないと思います。人は、嫌だな〜、辛いな〜、寂しいな〜、など、マイナスの感情を抱いたときに、体温が下がります。つまり、お腹は冷えて固くなっていきます。

この二つは極端な例ですが、このように自分が耐えられる以上の感情を抱くと、内臓も消化不良をきたし、未消化の感情となって、内臓に停滞していってしまうのです。

それが、お腹を冷えて固くする、つまり不幸なお腹に変えてしまう原因だったのです。

内臓力が幸せを決める

ここで大切になるのは、内臓の強さです。

内臓が強い人は、どんな環境でもこれらの感情を消化できてしまうのです。

では、内臓の強い人はどんな特徴をしているのでしょうか？

「ええー!?」と思われるかもしれませんが、それは、「性格の悪い人」なのです。

いや、言い方を変えますね。「弱音や愚痴」をよく吐いたりして、自分の内側に溜め込まない人です。

逆に、なんでも我慢して、自分の本音を吐かなかったり、自分が犠牲になってしまうようないわゆる「イイ子ちゃん」は、内臓が弱い。自分の内側に溜め込んでしまうから、内臓に負の気が停滞してしまいます。

我慢はしてはいけないんです。今すぐ、愚痴でもなんでも、口に出して吐いていって、イイ子ちゃんをやめてみませんか？

イイ子をやめれば本来の自分がよみがえる

日本人はとても律儀な国民性を持っています。海外に行くと、あらためて、なんて日本人って律儀で時間に正確で、謙虚でルールを守れる人間なんだ！って感動してしまうことがあります。

学生時代に留学していたスペインでは、スーパーの店員が、レジ待ちのお客が長蛇の列になると、ふてくされて目も合わせようとしないでレジを打っていたり、舌打ちしたり。イタリアでは時間通りに電車が出たことなんてありませんでした。

チネイザンの勉強をしによく行くチェンマイでも、洋服屋で女性の店員同士がぺちゃくちゃおしゃべりしているのは当たり前。タンクトップの場所を聞くと、今お話し中なんだからと、ものすごく嫌そうな顔をして、指をさしてそれっきり、また会話に戻る。そんなことはざらでした。

マッサージの授業も先生の機嫌や都合で、遅く始まり、早く終わってしまうこともありました。日本にいたら、とんでもない話ですよね。それに引き換え、日本の店員はとっても真面目。カフェやレストランではお水がなくなるとすぐにつぎに来てくれるし、ゴミ一つ落ちていない。電車は1分でも遅れるとホームに「遅れて申し訳ございませんでした」のアナウンスが流れる。

日本に帰ってくると、ちょっとしたルールを守れないときに、ものすごい勢いで怒る日本人と、ものすごい低姿勢で謝る日本人を見ます。これが日本の「こうあるべき」暗黙の了解ルールの世界です。

こんな常識の中で育った私たちは、無意識的に「こうあるべき」の領域をなかなか超えようとはしません。いや、できません。

みんなが、イイ子であるべきと思い込み、出勤時間も遅れてはいけないし、残業は当たり前。お客様にはどんなことがあっても頭を下げる。こんなことが染みついていては、内臓もカチコチになって当然です。

本当はこうしたいのに、本当はこう思っているのに、でもできない、私には無理。そんな感情を溜め込んでいると、内臓は固くなって、私たちに本音を教えようとしてくれます。でも、私たちは、ルールを守ることのほうに気をとられて、自分の内側の声を聞こうとはしません。

風邪が代表的な例です。本当は体は疲れ切っている。今日は会社に行きたくない。でも、仕事が終わらない。自分が休んだら他の人に迷惑をかける。そうこう考えて風邪薬を飲んで、熱を下げ、のどの痛みに耐えて、会社に行く。体は休息を必要としているのに……。

もう思い切ってイイ子をやめてみませんか？　今日一日くらい休んだって、大丈夫、なんとかなる。他の人が助けてくれているはず。一日くらい迷惑をかけたっていいじゃない！

そうやって体を休めた人は、また次に繋がるエネルギーを体に補充できます。声を聞いてもらえた内臓はご満悦。よし、この機会にしっかりと休んで、○○さんのために頑張って働こう。そう、声を聞いてもらえた内臓は元気を取り戻してくれるのです。

あらためて自分の心に問いかけてみてください。


誰のためにイイ子である必要があるのか？

自分自身を傷つけてまでやる必要がある仕事なんてあるのか？

今日一日を誰のために使いたいか？


本当に大切なものに、気づいてあげてくださいね。

溜め込み度チェック

この章の最後に、みなさんの内臓に、どれだけのものが溜まっているのか、溜め込み度のチェックをしてみたいと思います。

まずは、体の状態のチェックです。以下の10個の質問のうち、いくつ当てはまるものがありますか？

①朝、ぱっと起きられない
②寝つきが悪い
③毎日、バナナ状のうんちが出ない
④生理が１ヵ月に１回来ない、来ても生理痛がひどい
⑤つねにむくみを感じる
⑥ついつい食べ過ぎてしまう
⑦朝起きたときの息が臭い
⑧毎日湯船につかっていない
⑨お腹の中がつねにガスっぽい

⑩下腹部や下半身が太ってきた

次に、心のチェックです。以下の10個の質問のうち、いくつ当てはまるものがありますか？

①最近、人にも物事にもトキメキを感じられない
②つい、身近な人にイラッとしてしまう
③毎日心配なことばかりが続いている
④近くに弱音や愚痴を吐ける人がいない
⑤スケジュールがびっしり詰まっていてつねに何かに追われている
⑥自分には何もないと思って自分に自信が持てない
⑦何かを始めたいけれど、失敗するのが怖くてその勇気がわかない
⑧人のことばかり気になってしまう
⑨スマホを見過ぎてしまう
⑩両親からほめられた記憶があまりない

当てはまる質問の数を数え、最後に両方の点数を合算してみましょう。点数が高いほど「溜め込み度」が高くなります。知らず知らずのうちに色々なものを溜め込んでいた、という方も多いのではないでしょうか？

合算して、1～6点の人は「そこそこ溜め込んでいる」、7～14点の人は「溜め込み症候群」、15～20点の人は「溜め込み過ぎ」です。

「溜め込み過ぎ」の人は、自分の心と体のためにも、今すぐイイ子をやめましょう。

3 心と体の詰まりをとるチネイザンマッサージ

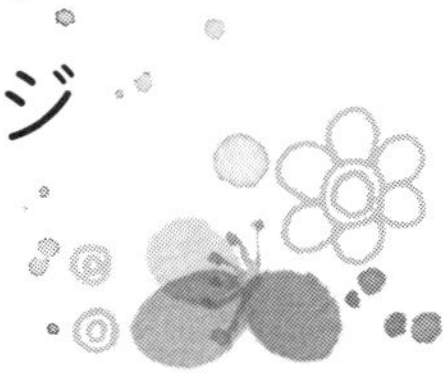

一人でできるセルフチネイザンマッサージ

それでは、いよいよチネイザンの実践です。

チネイザンは、通常、訓練を受けた熟練のセラピストがクライアントに対し一対一で行う施術ですが、この本では、まわりに熟練したセラピストがいなくても、自分一人でできるように改良したセルフチネイザンをご紹介していきます。

自分の不調は自分で治す、これが真の健康法です。

セルフチネイザンを毎日少しずつでも続けていると、体の面では、便秘や肌荒れ、冷えや生理痛、更年期障害や肥満が改善するほか、心の面では、ずっと抱え込んでいた感情が癒やされ、心がスッキリしたり、それによってぐっすりと眠れるようになるといった両面のいい効果が報告されています。

自分の内側と繋がることによって、本当に今自分がやりたいことや目的、好きな人がわかるようになり、人生のスピードがぐっと加速して、いい方向にまわり始めるのも魅力的な効果です。

チネイザンをより深く理解し、効果的に実践していくためには、まずベースになっている「陰陽五行説」と、体の中にある10個の臓器について知っていただく必要があります。

古代の思想と解剖学両方の理解が大切なのですね。

陰陽五行説と内臓

「陰陽五行説」とは、「陰陽思想」とそこから派生した「五行思想」が融合したもので、今から約2400~2500年も前の中国の春秋戦国時代で生まれました。

「陰陽思想」は、簡単にいえば、世の中の事象すべてを陰性、陽性に分けて見る、ものの見方で、月と太陽、夜と昼、女性と男性など、相対するエネルギーを持ったものが、優劣の関係を変化させてバランスを取ったり、陰と陽が合体することでさらに高いエネルギーを生むという考え方です。

一方の「五行思想」は、自然界は「木火土金水《もくかどごんすい》」という5つの要素から成り立ち、互いに影響を与えながら、バランスを取っていると考えています。これを合体させたものがチネイザンのベースになっている「陰陽五行説」です。

陰陽五行説では、この五行の性質が人間の生体機能（臓器や器官、機能や体の変化、感情、心の動きなど）にも存在すると考えていて、五行にそれぞれを当てはめています。

それが、次にご紹介する五行色体表の五臓（生命活動に欠かせない臓器、肝・心・脾・肺・腎）、五腑（五臓の働きを補うもの）、五主（五臓と関連の深い体の部位）、五根（病変が表れやすい感覚器）、五色《ごしき》（五臓が変調したときの肌色）です。

チネイザンでは、心と体が一つに繋がっているという東洋医学の考え方をもとに、とくに心の状態を5つに分類した「五志（情）」（病気をもたらす感情）に着目しています。

これらの5つの要素は互いに特性を促進・助長する「相生関係《そうじょう》」と、制約・抑制する「相克関係《そうこく》」があり、互いに影響し合ってバランスを保っています（56ページ図）。

五行色体表

五行 万物が持つ要素	木	火	土	金	水
五臓 内臓の働きを分類	肝	心	脾	肺	腎
五腑 飲食物が通過する内臓	胆	小腸	胃	大腸	膀胱
五主 五臓が養う身体の部位	筋腱	血脈	肌肉	皮膚	骨、骨髄
五根 感覚器官	目	舌	口	鼻	耳
五色 五臓が変調したときの肌色	青	赤	黄	白	黒
五志（情） 五臓に影響を与える感情	怒	喜	思	悲	恐

五行と内臓・感情

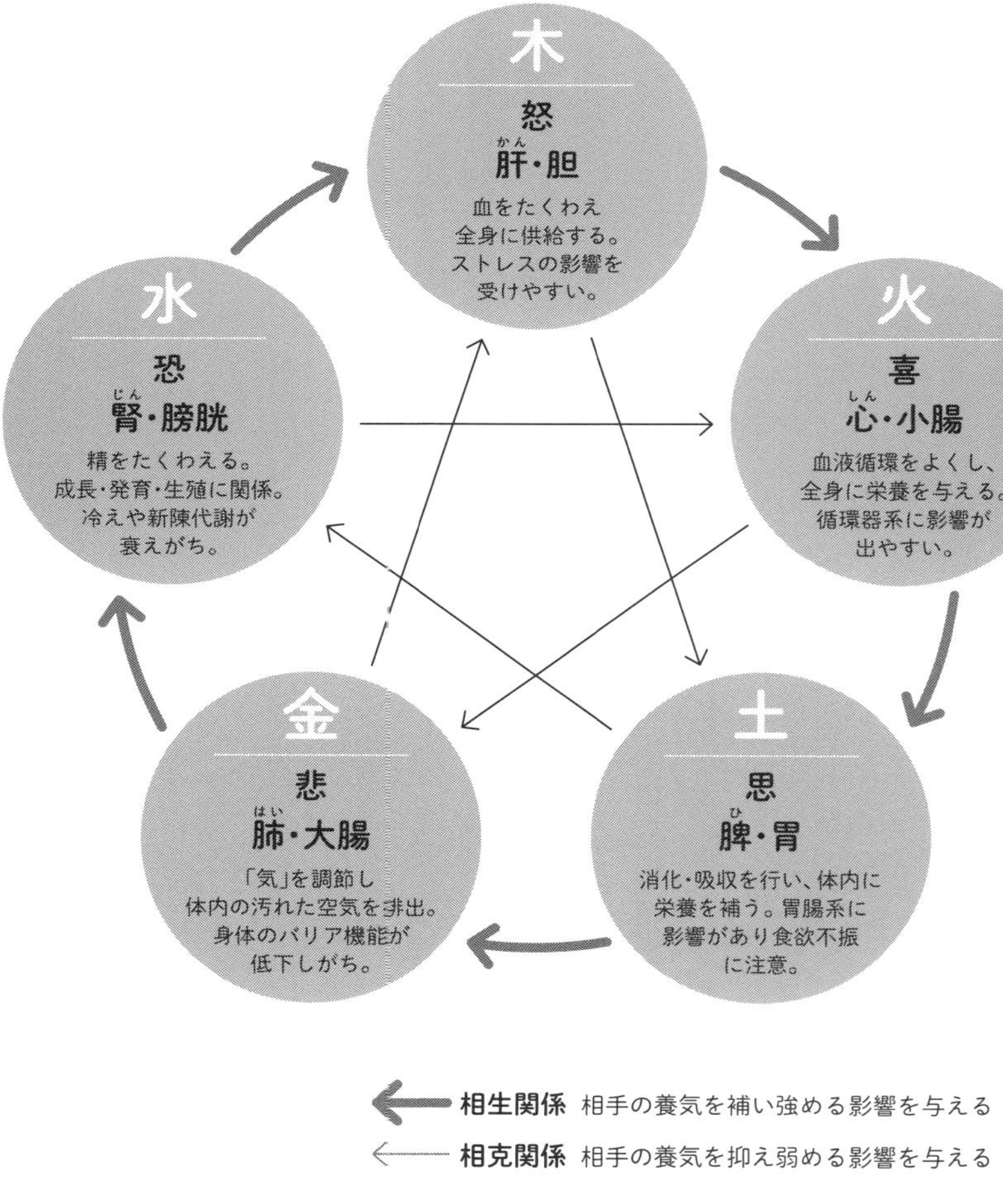
木
怒
肝《かん》・胆
血をたくわえ
全身に供給する。
ストレスの影響を
受けやすい。
火
喜
心《しん》・小腸
血液循環をよくし、
全身に栄養を与える。
循環器系に影響が
出やすい。
土
思
脾《ひ》・胃
消化・吸収を行い、体内に
栄養を補う。胃腸系に
影響があり食欲不振
に注意。
金
悲
肺《はい》・大腸
「気」を調節し
体内の汚れた空気を排出。
身体のバリア機能が
低下しがち。
水
恐
腎《じん》・膀胱
精をたくわえる。
成長・発育・生殖に関係。
冷えや新陳代謝が
衰えがち。
相生関係　相手の養気を補い強める影響を与える
相克関係　相手の養気を抑え弱める影響を与える

内臓はどこにある？

では、続いて正しい内臓の位置とその機能について確認していきましょう（58ページ図）。五行で分類する「五臓（肝・心・脾・肺・腎）」は解剖学的な内臓だけではなく、その内臓が関わる機能全般を指しています。「五臓」の働きをきちんと理解した上で、正しく内臓の位置をイメージしながらマッサージをすることが大切です。図を見ながら実際に自分の内臓の位置を確認してみましょう。

内臓の正確な位置と機能がわかったところで、次は反射区について説明します（59ページ図）。

人間の体には「反射区」という、末梢神経が集中している場所があり、ここを押せば、対応している内臓や器官に刺激を与えることができます。最も有名な反射区は、足の裏にあります。一般的に「足つぼ」と呼ばれることが多いのですが、厳密にいえば、反射区です。お腹にも同じように反射区があり、チネイザンでは、それぞれの臓器の場所を直接押して刺激するとともに、その臓器と関連する反射区をあわせて押すことで、マッサージがぐんと効果的になっていきます。

五臓の位置と意味

五行で分類する「五臓」は解剖学的な内臓だけでなく、その内臓が関わる機能全般を指しています。ここでは「五臓」がどの働きを指しているのか、説明します。

肺《はい》 呼吸・水分代謝を担う

外部のきれいな空気を取り込み、不要なものを外に排出。皮膚の新陳代謝とも関係がありアレルギー疾患にも関係が。

関連する場所 肺、大腸

肝《かん》 血気をスムーズに

体の中の「気」の動きが順調になるよう調節する。筋肉に栄養を送り、自律神経系などの神経・精神活動も整える。

関連する場所 肝臓、胆のう、目

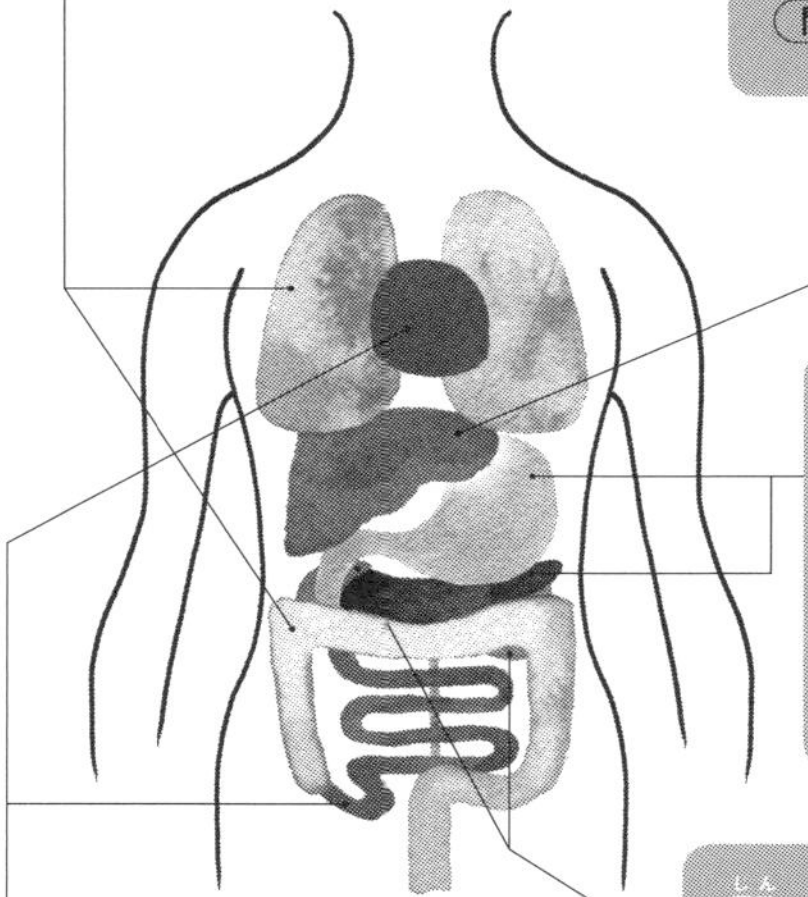

脾《ひ》 生命力から消化活動まで

消化吸収を司り、気・血をつくって全身に供給。脾臓ではなく膵臓《すいぞう》に関係する。皮下脂肪の量に深い関わりが。

関連する場所 胃・膵臓

腎《じん》 生命エネルギーの源

生殖機能、成長、発育に関する働きに、生涯にわたって関わる。肺からの気を体内にたくわえ、水液の貯蔵・排出にも関わる。

関連する場所 腎臓、膀胱、生殖器

心《しん》 循環の原動力

脳や各臓器に血液を送る心拍動や循環の原動力としての働きのほか、意識、思考、睡眠とも関わっている。

関連する場所 心臓、小腸

反射区

人間の体には「反射区」という、末梢神経が集中している場所があります。ここを押せば、対応している内臓や器官に刺激を与えることができます。

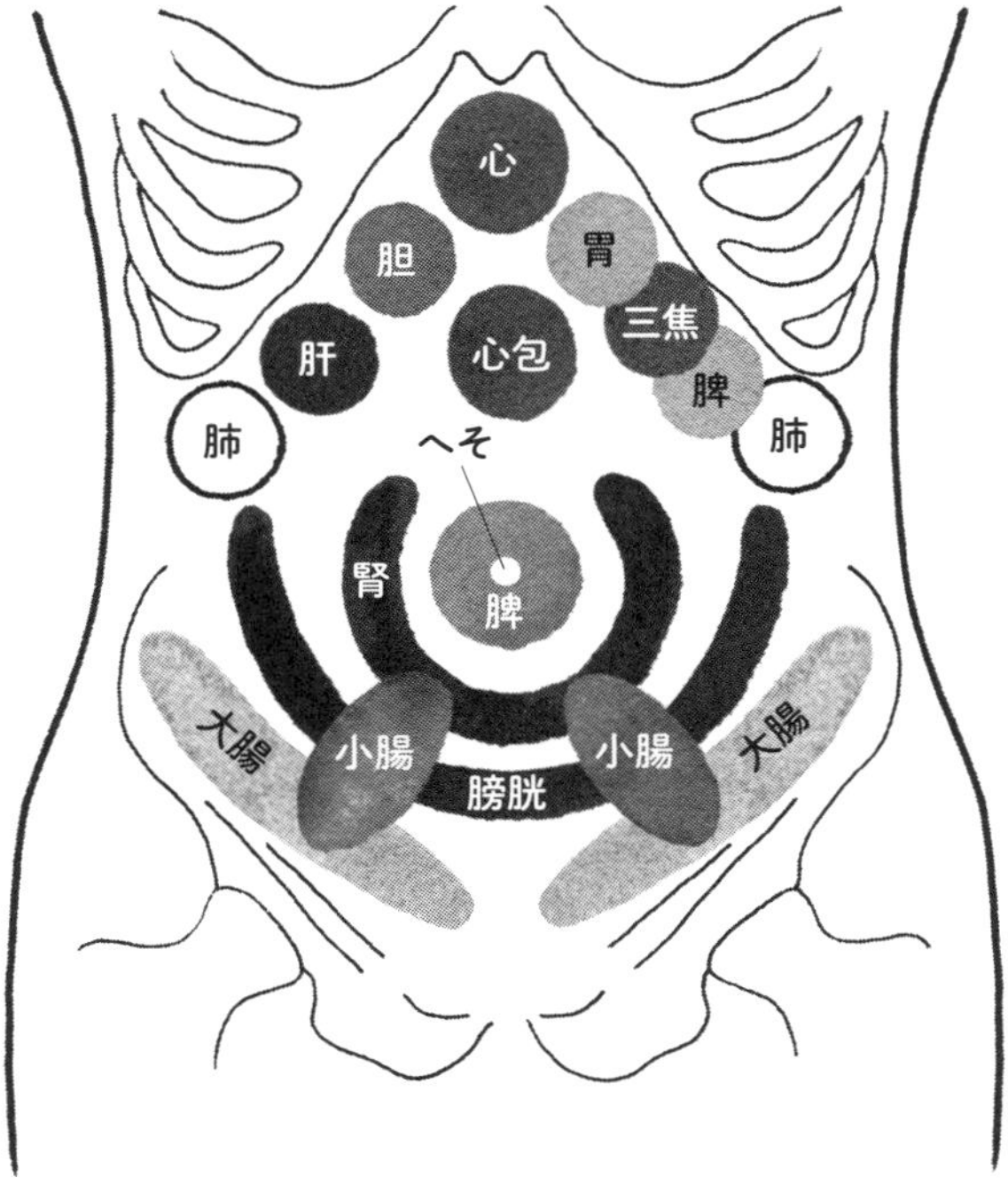

内臓を直接もむ、イメージで

内臓の位置と反射区の位置がわかったところで、いよいよセルフチネイザンに入ります。

チネイザンでアプローチするのは、内臓です。つまり、もんでいるのは、お腹ではなく、内臓そのもの。そこを意識して行うことが大切です。

そして、もう一つ大切なポイントは、自分にとって一番落ち着ける場所でリラックスし、力を抜いて行うことです。

私は、毎日朝起きたあとと、夜寝る前のベッドの上で行っています。チネイザンは横になったままでもできるマッサージなので、疲れているときは寝たまま行ってもいいでしょう。

毎日少しずつでも継続することで、徐々に滞りにくい体に変わっていきます。さらには、毎日お腹に触ることで、ちょっとした違和感や変化を察知しやすくなります。

なお、普段から手が冷たい方は事前にお湯などで温めておきましょう。温かいほどお腹のマッサージが気持ちよく感じられます。手がかさかさしていて気になるという方はマッサージオイルを使うのもおすすめです。

「お腹を耕す」6つの基本のマッサージ

最初にご紹介するのはチネイザンの基本の6つのマッサージです。このマッサージは、いわばお腹を耕し、全身の気の流れをよくするためのものです。全身の滞りをゆっくりともみほぐすようなイメージで行うとより効果的です。

まずお腹に（洋服の上から）静かに手のひらを当てます。呼吸は、ゆっくりと、おへその下までふくらむように続けていきます。呼吸が整い、だんだん気持ちが落ち着いてきたら、今度は直接お腹に触れていきます。

では、おへそを開くマッサージから始めましょう。

1

おへそを開く

おへそは、エネルギーの出入り口です。チネイザンでは、風門と呼びます。親指を使って、柔らかく円を描くようにくるくると、気持ちいいくらいの強さでおへそを開いていきます。

❶おへその周囲に両手の親指を当てる。

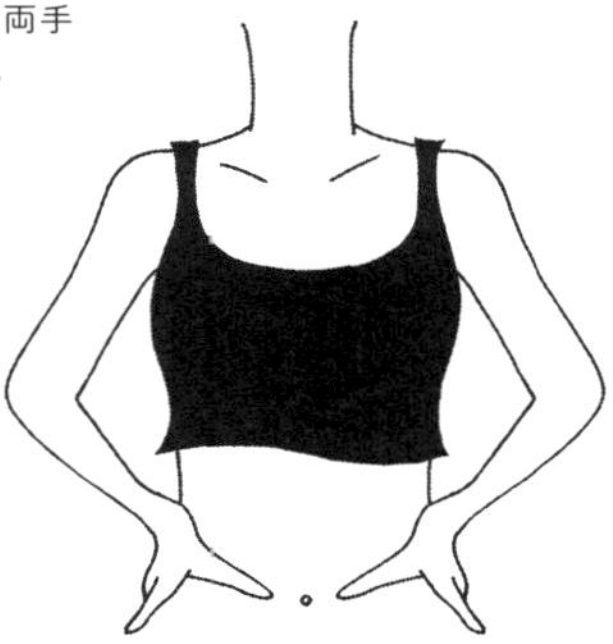

❷左右やりやすいほうの親指を使って、おへその緊張をほぐすようにくるくると1から順にマッサージする。

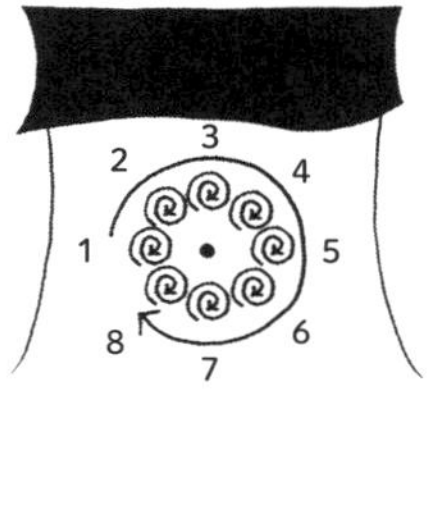

❸両手の親指で対角線に引っ張るように、1から順にお腹を開いていく。

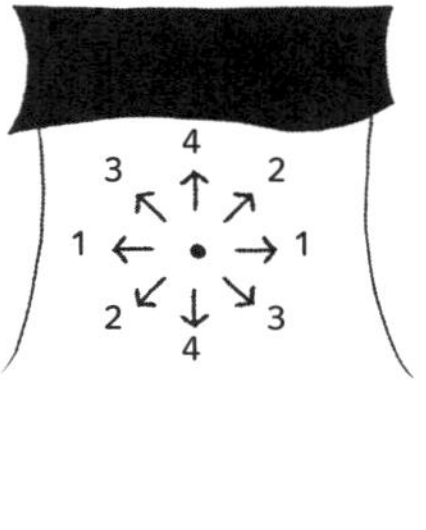

2 小腸をほぐす

小腸はおへその真下にあり、手のひらを広げて、中指のつけ根をおへその上に置いたときに、広げた手のひらの大きさが小腸の大きさになります。忙しいと小腸が固くなりやすいので、優しくほぐしてあげましょう。

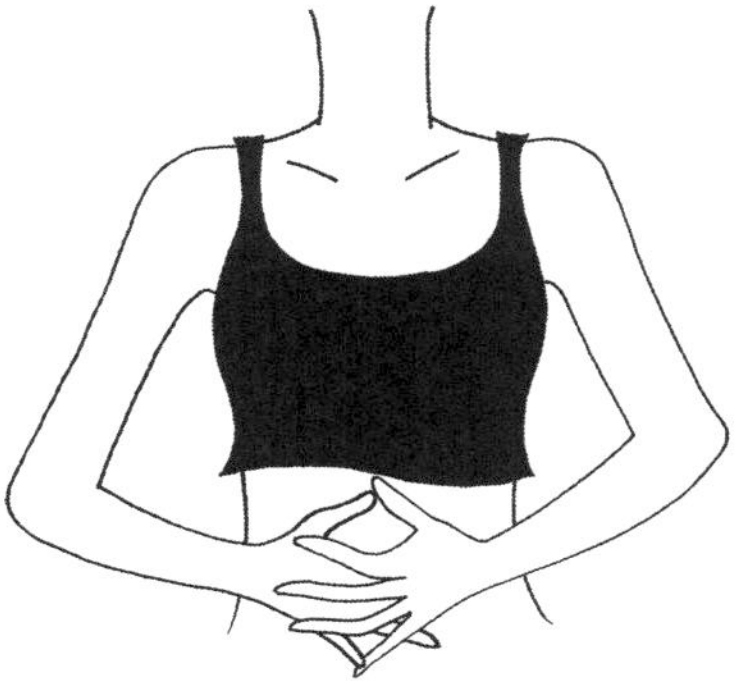

❶両手のひらを重ねて、広げて小腸を覆う。

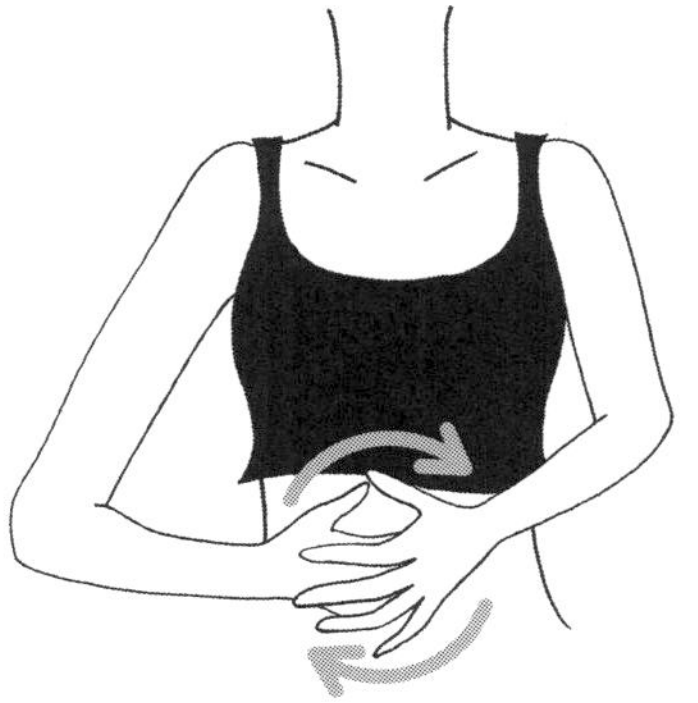

❷手の付け根と指先で圧を交互に移動させながら小腸をほぐしていく。

3

内臓を集める

内臓は加齢、運動不足、姿勢の悪さ、食生活の乱れ、ストレスなどの要因で冷えて固くなります。それに伴い位置も崩れます。ここでは横に広がりやすい内臓をお腹の中心に集め、内臓全体をもみほぐし、お腹の血流をあげていきます。

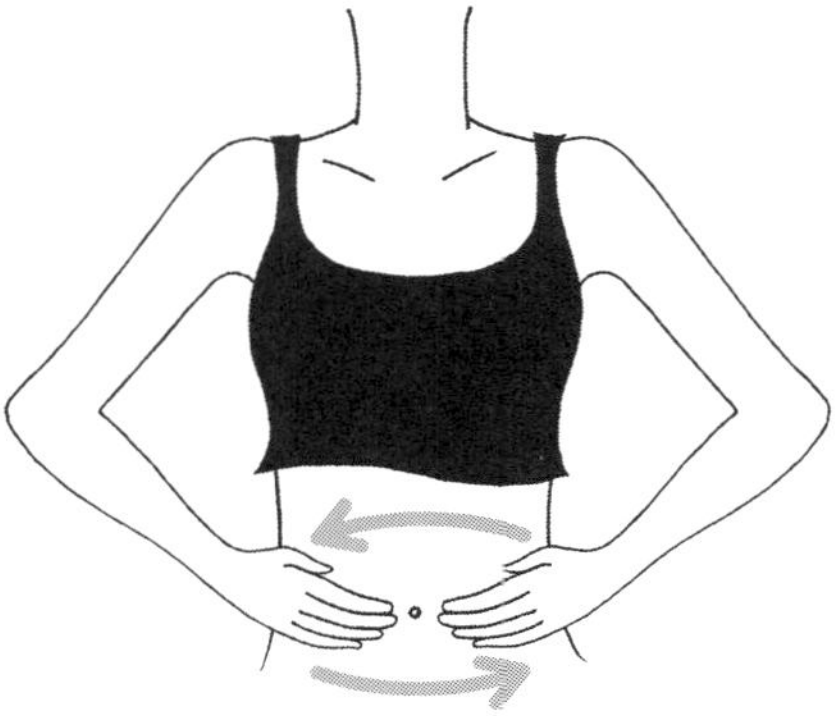

❶両手を両脇に置き、おへそに向かって内臓を集めるように動かす。

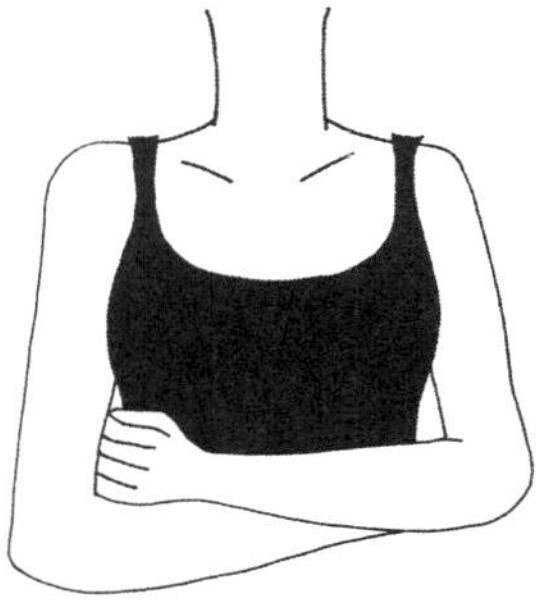

❷両手をおへその上で交差させ両脇までスライドしていく。

4 大腸の引き上げ

大腸は下垂もするし、横にも広がって落ちていきます。日本人特有のポッコリお腹は、下垂して横に伸び切った大腸が原因です。大腸を元の位置に戻し、正常な機能を取り戻し、代謝をあげていきましょう。

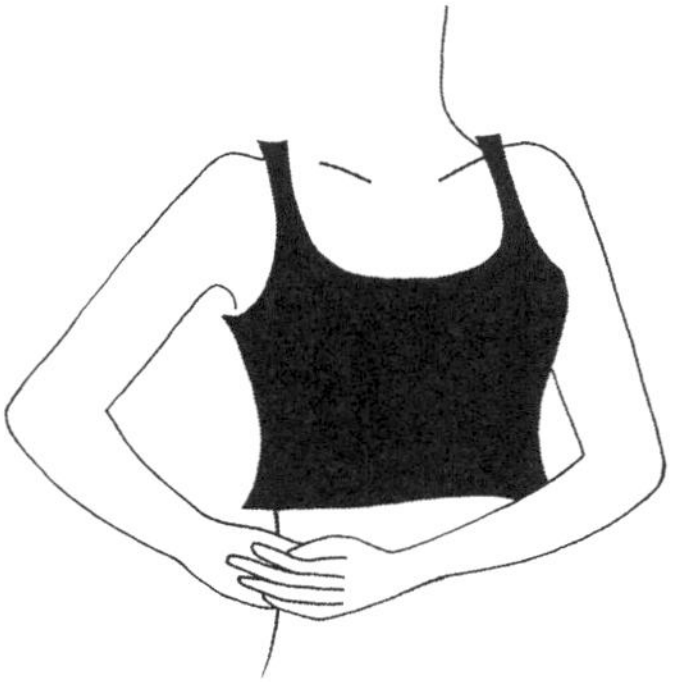

❶両手を重ねて腰骨の上あたりに置く。

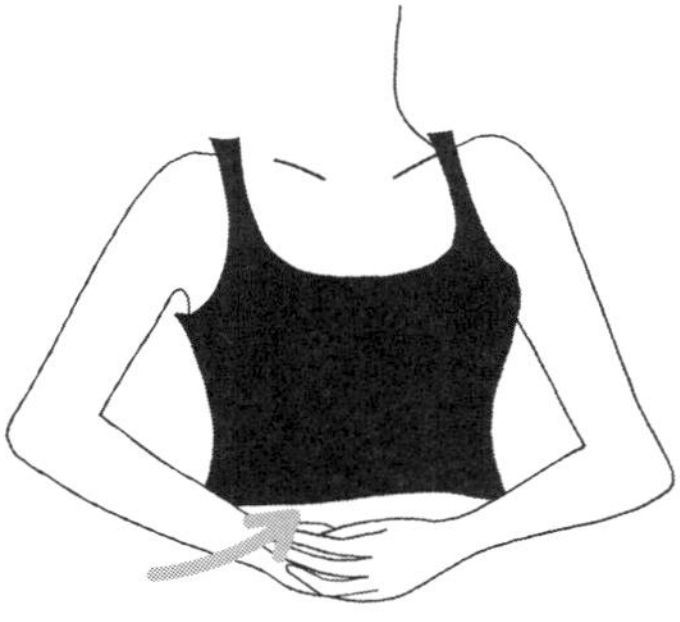

❷お腹の中心に向かって斜めに引き上げるように動かす。反対側も同様に。

5

大腸のデトックス

大腸を柔らかくし、大腸の蠕動《ぜんどう》運動をサポートしてあげるマッサージです。大腸の形に沿って、ちょうど腹部を一周するように、ふんわりとした優しい圧で、指先で小さな円を描きながらもんでいきます。

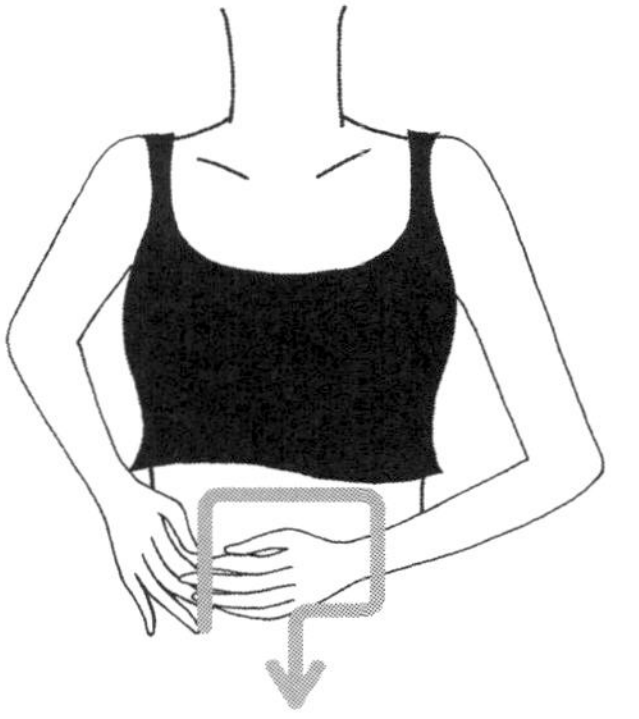

❶右側の骨盤の内側から肋骨の下を通るお腹の外周を指先で小さな円を描きながらもんでいく。

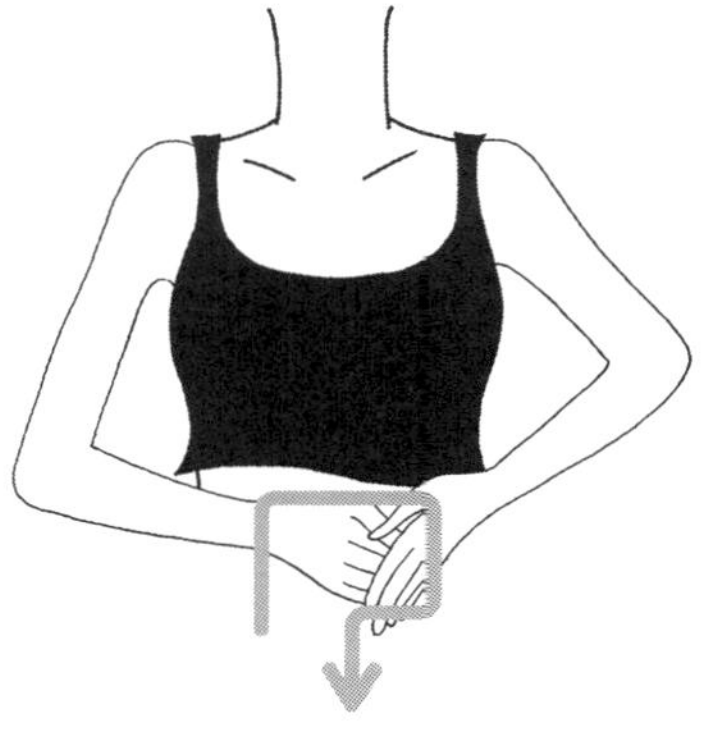

❷最後は溜まった老廃物を肛門のほうに流し出すイメージで。

6
横隔膜のマッサージ

横隔膜は、感情と非常に関係の深い筋肉性の膜です。感情が乱れたときは、呼吸が浅くなり、その状態がずっと続くと、風邪を引いたり、体調を崩しやすくなります。まずは、横隔膜をほぐし、不必要な感情を手放していきましょう。

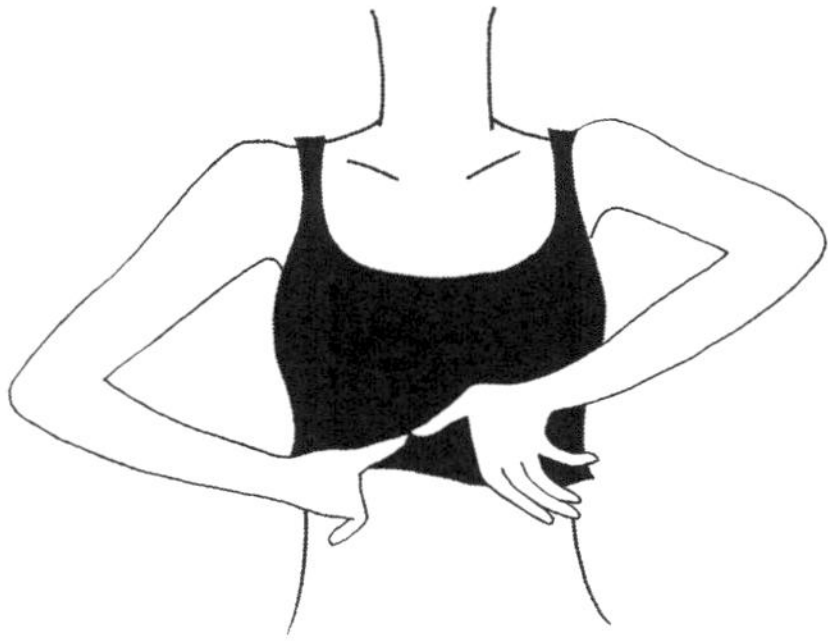

❶両手の親指を肋骨の下あたりにある横隔膜の下に当てて押す。

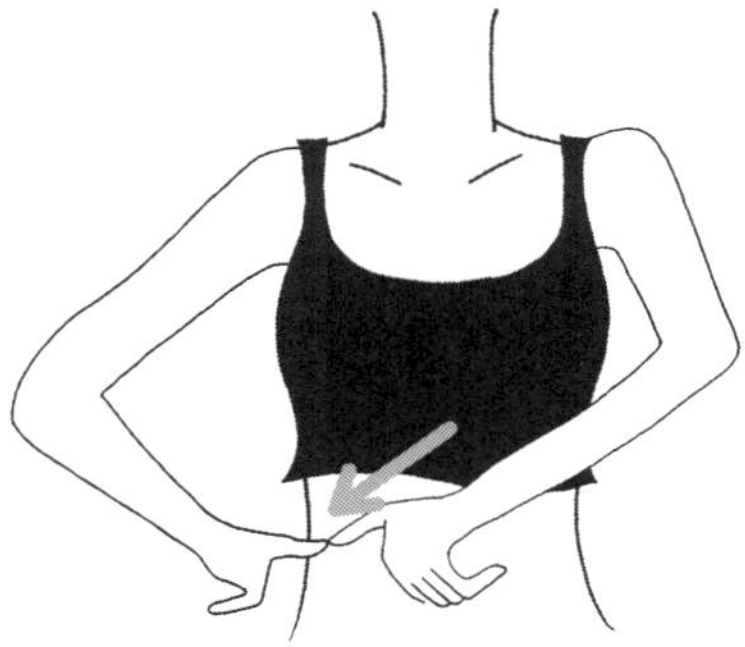

❷脇腹のほうにスライドするように押し流す。反対側も同様に。

お腹に語りかけながらマッサージしましょう

突然ですが、内臓の声を聞いたことがありますか？

ここで「はい！」と笑顔で答えられる方は、おそらくこの本を手にとってはいませんね。

私は今まで7000人近くのお腹を触ってきましたが、その中で最初からお腹の声が聞こえるという人は一人もいませんでした。

では、お腹は声を出さないのかというと、答えはNOです。お腹はとってもかわいい声を出してくれるのです。

「お腹の声が聞こえてきません」というお客様。実際にサロンに来てチネイザンの施術をさせていただくと、すぐにお腹から声が聞こえてきます。

ほらほら、ご自分が今までずっとお腹の声を無視し続けてきたから、お腹はもう本人に何を言ってもどうせわかってくれないからと、あきらめてしまって、声を出すことをやめてしまっていたのです。

そこで、私が手を当てると、「お、こいつなら聞いてもらえるかもしれない！今まで溜め込んできた分をここで思い切り出してやるぞー」と言わんばかりに、施術中はお腹がいろんな声を出してくれます。

お腹が空いたときに鳴る「ぐー」という声や、消化液が流れたような「じゅるー」という声や、ガスが流れたような「ごぼっ、ぐふ」という声が聞こえてきます。

私はその声を聞くことがとても大好きで、そうかそうか、今まで頑張ってきたんだね、たくさんお話してくれてありがとう、とお腹と対話しながらチネイザンをしています。

ご本人も、今までこんな声は聞いたことがない。先生スゴイ！と言われるのですが、なんてことはない、すごいことは何一つしていなくて、ただ真摯《しんし》に、お腹に向き合って、声を聞かせていただいているだけです。小さい子供が今までずっと我慢して、誰にも言えなかったことを、じっくりと同じ目線に下りて、聞かせてもらうようなイメージです。

実際に、「言えると癒える」のです。

カウンセリング用語で「カタルシス効果」というのですが、心から「話す＝離す、放す」と、心の浄化作用が働きます。

だから、セルフチネイザンを行うときは、黙ってお腹をマッサージするのではなく、たくさん、「大丈夫？」「頑張ったね」「ありがとう」など、お腹に語りかけてあげてください。

これが、内臓の声を聞く、ということです。こちらが「聞く耳を持つこと」で内臓も、お、この人、やっと聞く耳を持ち始めたな、という感じでだんだんと声を出してくれるようになります。

痛みの特定とそれぞれのマッサージのやり方

お腹を実際に触ってマッサージをしてみてどうでしたか？

固い部分や冷たい部分、触っていて違和感を感じるところ、少し痛みを感じるところはありませんでしたか？

ここでもう一度、内臓が緊張してしまう、固くなってしまう原因について、1章で紹介したチネイザンのベースとなる東洋医学の最古の古文書『黄帝内経素問』の記述を見てみましょう。

「怒傷肝、喜傷心、思傷脾、悲傷肺、恐傷腎」

私はこの古文書の記述を、今までの施術や講座での経験から、現代日本人に当てはめて、次のように解釈しています。

1 怒＝「怒り・ストレス・イライラ・欲求不満」↓肝・胆を傷める
2 喜＝「焦り・我慢・多忙・追いつめられる・プレッシャー過多」↓心・小腸を傷める
3 思＝「不安・悩み・心配性・自信のなさ・自己否定感」↓脾（膵臓）・胃を傷める
4 悲＝「悲しみ・失望・落ち込み・寂しさ・過度の反省・罪悪感」↓肺・大腸を傷める
5 恐＝「恐怖・緊張・生活に直結する不安・臆病」↓腎・膀胱・生殖器を傷める

古文書が書かれた時代は、今からおよそ2500年も前のことですから、その時代の人たちと、今の日本人がそのまま同じわけではありませんからね。少し、現代風なアレンジが必要になります。

こうして見ると、一口に感情と言っても、その種類によって、傷つけられる臓器が異なることがわかると思います。

6つの基本のマッサージによって違和感を感じる部分、固くなっている場所があったら、その臓器にこうした感情が溜まっているというサインです。内臓の位置や反射区をもとに、どの五臓が不調をきたしているのか特定し、今自分にどんな感情が溜まっているのか、自覚していくことが大切です。

もし、固い部分が「肝」に該当するときは、それは肝臓に怒りやストレスが蓄積している証拠です。

何に対して怒っていたのかな？　ストレスを抱えていたのかな？

などと自分で冷静に考えてみることが大切です。そして、固くなった肝をほぐすチネイザンを行うことで、感情も解放していきます。

怒りは二次感情と言われ、怒りを生んでいた本当の原因があります。それは主に、悲しみや失望といった感情が原因となっていることがあり、信頼していた人に裏切られた、自分がこんなに頑張っているのに認めてもらえない、なんで自分ばかりこんな目に遭うんだろう、そういう悲しみや失望感が怒りに変わっている場合がとても多いのです。

このように、対応する感情によって、少しずつやり方、自分の心の見方を変えていくのが、内臓マッサージのやり方です。

それではこの5つの分類に従って、不調の原因とそれを解消するチネイザンマッサージを次ページから紹介していきましょう。

1 イライラ、肩こり、頭痛は肝をもむ

肝のチネイザン

毎日休みなしで働いて、いっぱいいっぱい。ストレス発散といったら、ドカ食いか、仕事帰りの飲み会。万年肩こりで、最近、視力が低下したように感じる。生理不順で生理前はとくにイライラ。家族に当たることも多い。

こんなあなたは、肝タイプ。かなり肝臓がお疲れです。肝臓は胆のうとセットで働き体内に入ってくるものを解毒したり、脂肪の分解をしたりしてくれています。血液の貯蔵庫でもあり、生理トラブルは肝の異常を疑ったほうがいいケースもあります。東洋医学では、肝は目、筋腱と繋がっていて、肝臓が疲れると目がかすむ、充血する、そして、肩こりが治らない、といった症状が表れます。

そんなタイプの方は、今すぐ、肝のチネイザンをしましょう。意識するのは実際の肝臓の位置と肝の反射区（58・59ページ図）です。チネイザンでは、実際の内臓の位置と反射区の両方を使う場合と、心臓のように直接触れられないものは反射区だけを使う、2種類のやり方があります。

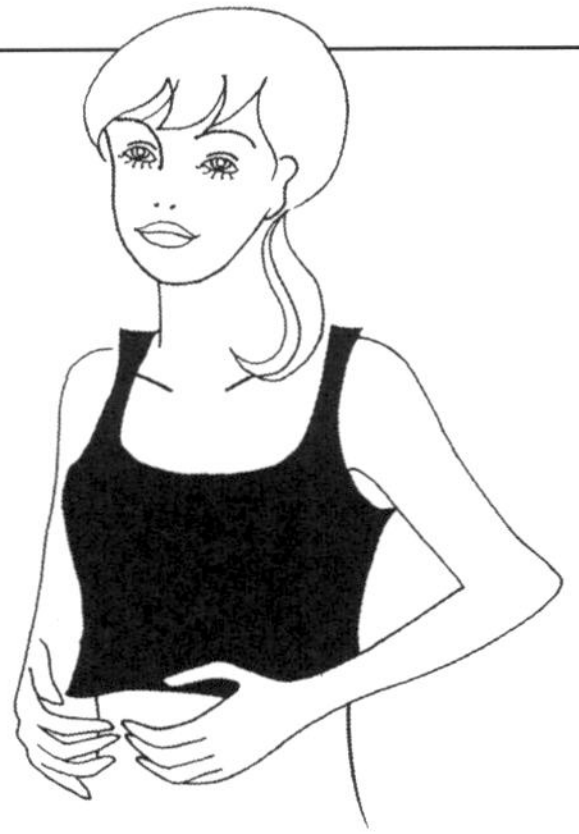

❶肝臓と肝の反射区のあるあたりに両手の指先を当て、鼻からいっぱいに息を吸い込む。

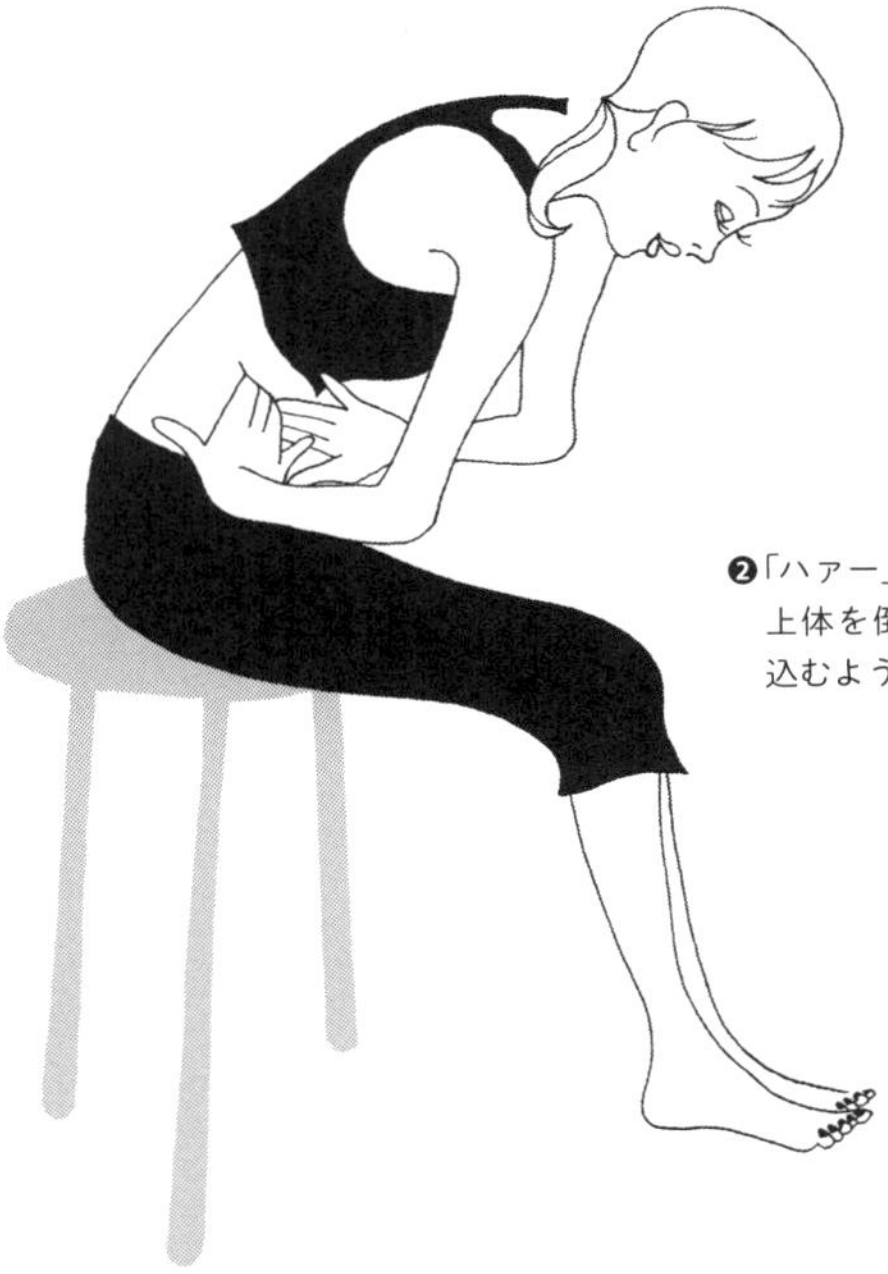

❷「ハァー」と息を吐き出しながら上体を倒し、同時に指先を差し込むようにして押さえる。

2

手足の冷え、眠れないときは心をもむ

心のチネイザン

予定ツメツメで、余裕がない、寝るまでパソコンやスマホを見ている。いつも〇〇しなきゃと頭の中がやることだらけでいっぱいの方は、心《しん》タイプ。かなり心・小腸がお疲れです。

小腸は消化・吸収を司っています。消化の力が落ちて、つねにお腹がもたれた状態になったり、詰まった状態で更年期障害に近い症状が出ている、精神疲労、手足の冷え、眠りが浅い、のどが渇く、などのときは、心がお疲れのサインです。

また心が疲れていると、ときめきを感じにくくなります。パートナーに出会いたいと思っている方は、真っ先に心・小腸のケアをおすすめします。

心は、睡眠も司っているので、心が疲れて固くなると、寝つきが悪かったり、変な時間に起きて、それ以降眠れない状態が出てきます。心臓は直接もむことができないので、心のチネイザンでは、刺激するのはみぞおちにある心・心包の反射区です。

❶みぞおち（「心」と「心包」の反射区）に指を沿わせるようにしてお腹に手を当て、鼻から大きく息を吸い込む。

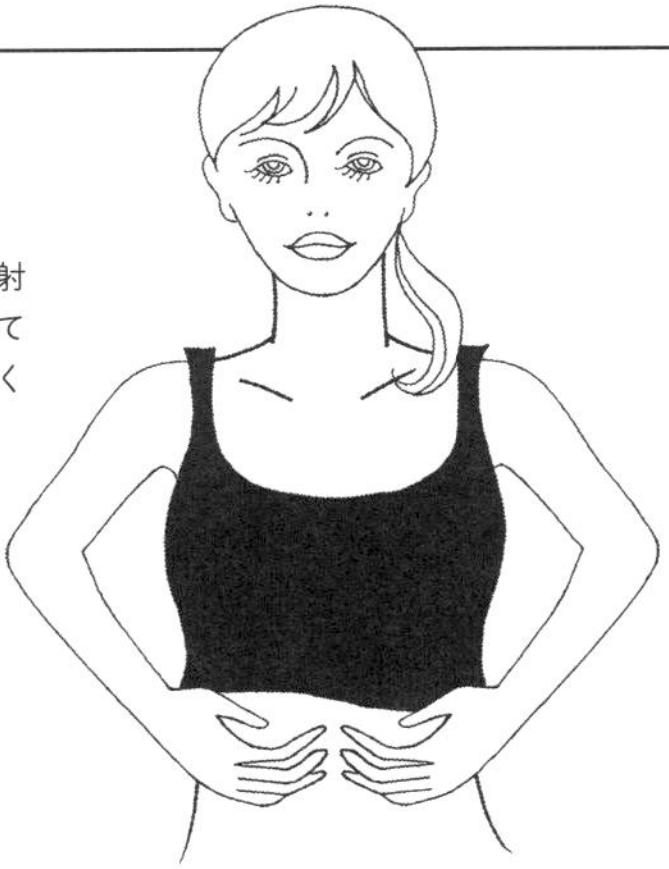

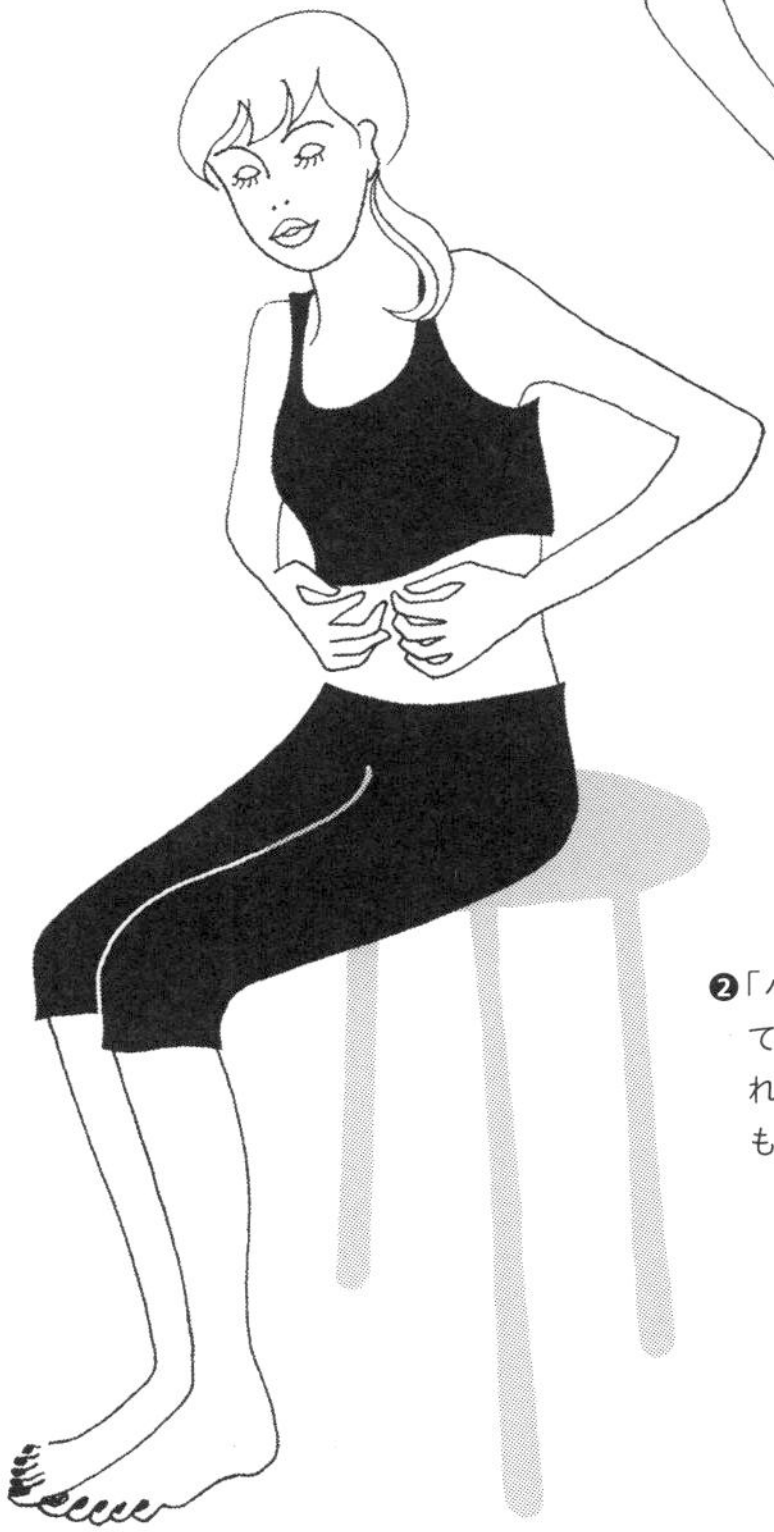

❷「ハァー」と大きく息を吐き出して指先を差し込むように力を入れる。上体を倒しながら行ってもよい。

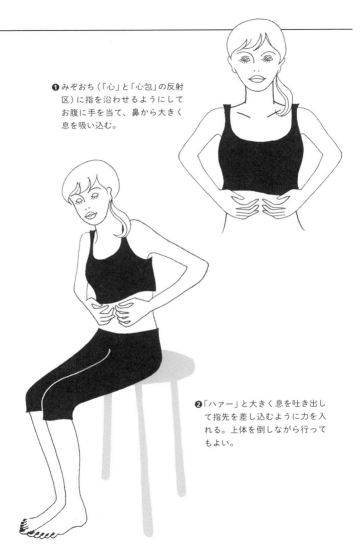

3

食べ過ぎ、不安なときは胃をもむ

胃のチネイザン

食後の甘いものがやめられない方は、真っ先に胃タイプです。心配性で神経質。つねに色々なものを持ち歩いて行動しないと不安でたまらないからバッグの中はいつもパンパン。左肩がよくこる。人からはいい人と言われることが多いけれど、自分の軸がしっかりしていない。人に振り回されやすい。甘いもの、パン、クッキーやマフィンなどの粉ものが大好き。

こんな方は、食べ過ぎをやめようと努力する前に、胃のチネイザンをして、胃の中にパンパンに詰まった心配な気持ちを受け止めてあげましょう。感情は、ただ、流すことでは解放されません。忘却することもできません。いったん、全部、そのまま丸ごとを受け止めてあげることが必要なのです。

胃に溜まった不安や心配事を解放してあげるのが胃のチネイザンです。大丈夫だよ、と自分に語りかけるように、左肋骨の下を優しくマッサージしてあげましょう。行ったあとは、胃がスッキリしていくのを感じられるでしょう。

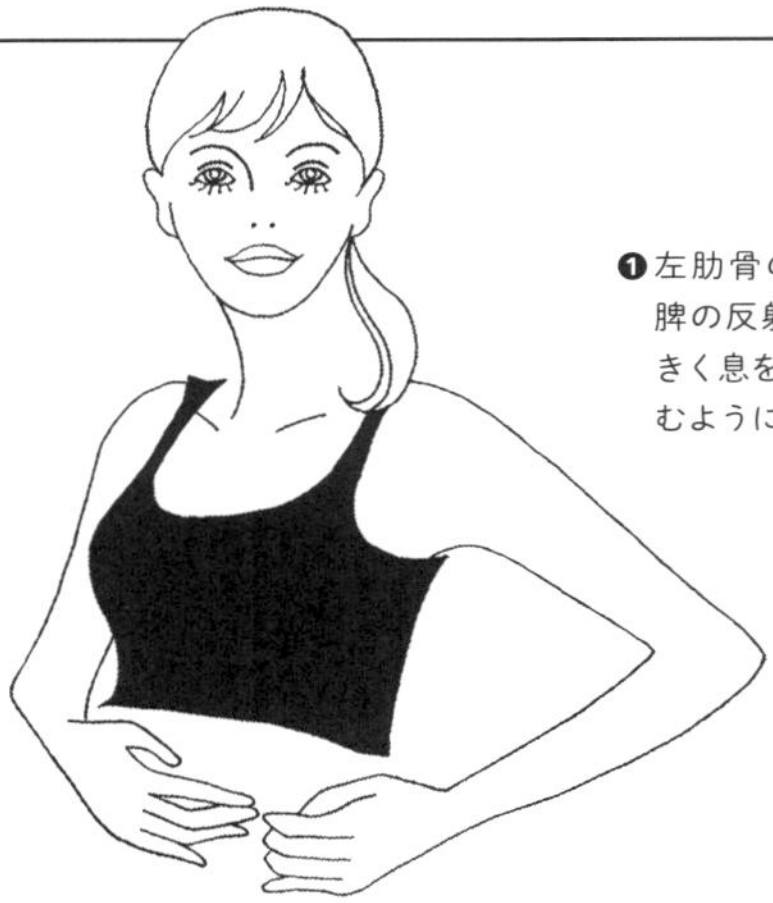

❶左肋骨の下にある、胃・三焦・脾の反射区全体に手を当て、大きく息を吸い込む。少しのぞき込むようにすると押しやすくなる。

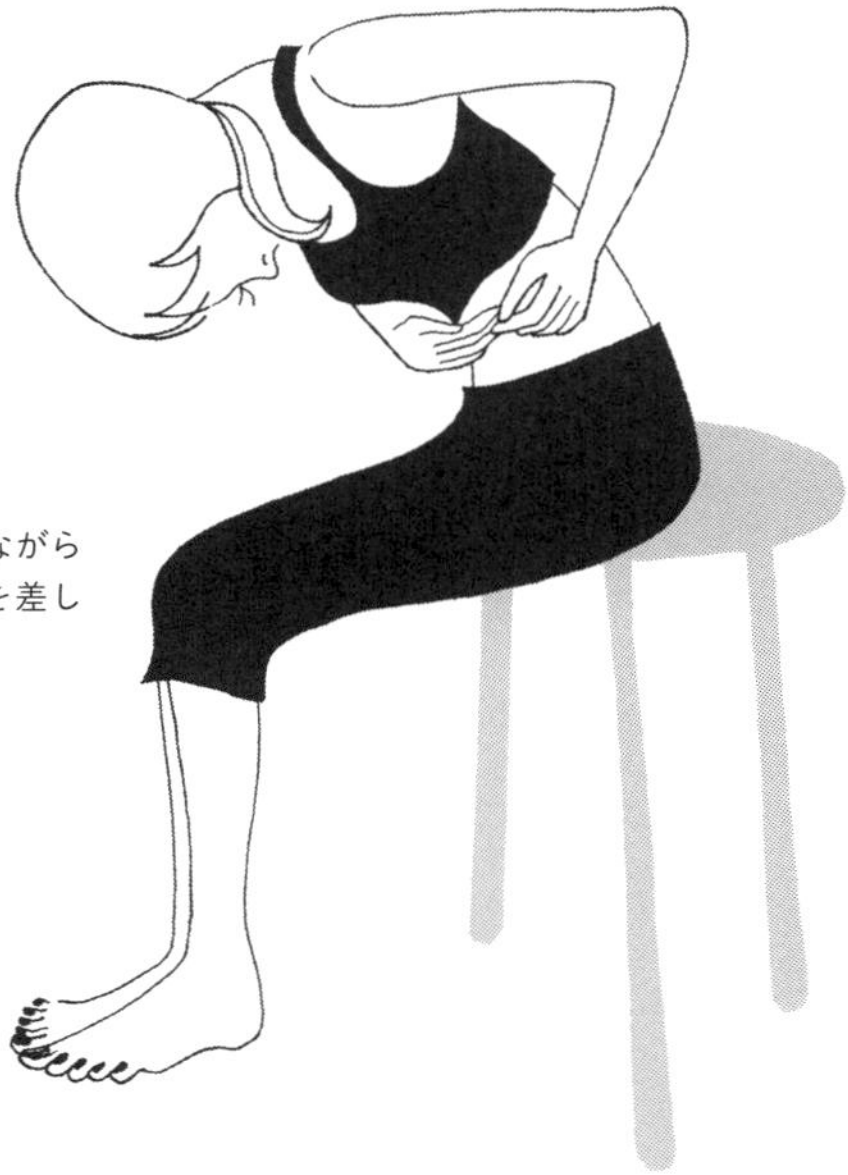

❷「ハァー」と息を吐き出しながら上体を倒し、同時に指先を差し込むようにして押さえる。

さて、ここまで来て、肝も心も胃も、全部固くて痛い！というあなた。それは、「感情ベルト」がぎゅうぎゅうのサインです。私はこの3つのゾーンを感情ベルト、と呼んでいます。この3つがぎゅうぎゅうになると、更年期障害に近いような症状が表れます。

不眠、冷えのぼせ、太りやすい、食欲がない、血圧が高くなる……など。都内の外資系証券会社にお勤めの40代前半のFさんは感情ベルトがパンパンでおまけにお腹がとても冷えていました。聞いたところ、まさにこれらの症状でお悩みで、婦人科に通ってホルモン剤を服用していました。

チネイザンに出会って1ヵ月、毎日のようにお腹をマッサージしていたら、夜もぐっすり眠れるようになり、薬の量がとても減ったとのことでした。お医者さんもびっくりするくらいの回復で、お腹もスッキリ。見た目からもやせたのがわかるくらいきれいになり、今までは絶対に着ることのなかった体のラインがわかるウエアを晴れ晴れとした顔で、さっそうと着こなしていました。

4 皮膚トラブル、孤独感は肺をもむ

肺のチネイザン

肺にトラブルのある方は自分でなかなか自覚することができません。

今、悲しいですか？なんて聞かれても、自分が悲しいなんて、そうそう気がつくことができないものです。それに、寂しいですか？と聞かれて、「はい」なんて答えようものなら、なんだか負けたような気持ちになりますよね。

寂しさも悲しさもこらえてなんぼ、的な美徳が日本には定着していますから、大人になってから寂しさや悲しみで泣ける人ってほとんどいないのではないでしょうか？

では、呼吸は浅くなっていませんか？と聞かれるとどうでしょう。急に肋骨を開いて深く呼吸したくなってきませんか？　落ち込んだとき、悲しいとき、人は無意識に下を向くようになっています。そしてその姿勢が肋骨を圧迫し、肺呼吸を縮め、呼吸全体を浅くしてしまうのです。姿勢が悪い方は、パソコン生活の影響もありますが、落ち込みやすくなってしまいます。

なぜなら、姿勢が悪いと深い呼吸ができないので必然的に肺が固くなります。するとし悲しみという感情が外に出て行かなくなってしまうからです。そんな症状がある方も肺タイプです。

チネイザンでは、悲しみ、失望、孤独感は肺に溜まる、と考えられています。肺は大腸とペアで働いているので、これらの感情が蓄積した結果、大腸が固くなり、便秘になったり、下痢と便秘を繰り返すようになってしまいます。また、肺・大腸の経絡《けいらく》（気と血液の通り道）は皮膚とも繋がっているので、皮膚のトラブルが表面化してきます。普段から、皮膚が乾燥しやすい方は、肺呼吸が浅いことが原因でもあるので、呼吸器系の改善には肺のチネイザンがおすすめです。

肺のチネイザンでは、肺をカバーしている肋骨をほぐすマッサージをしていきます。肋骨まわりが固くなると、呼吸が浅くなります。このマッサージによって肺呼吸を楽にし、肺全体の機能を高めることができます。

マッサージ後には、大きく深呼吸することで、肺に詰まっていた古気を外に出して、新しい息を体に取り入れましょう。

しっかりと肺に空気が送られてくると、素直に「ハイ」と言える心が育ちます。また、肌に潤いが戻ってきて、人生にも潤いが戻ってきます。

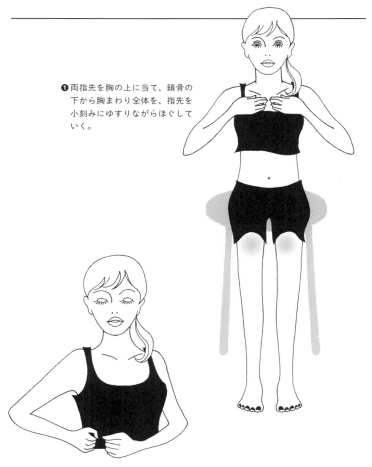

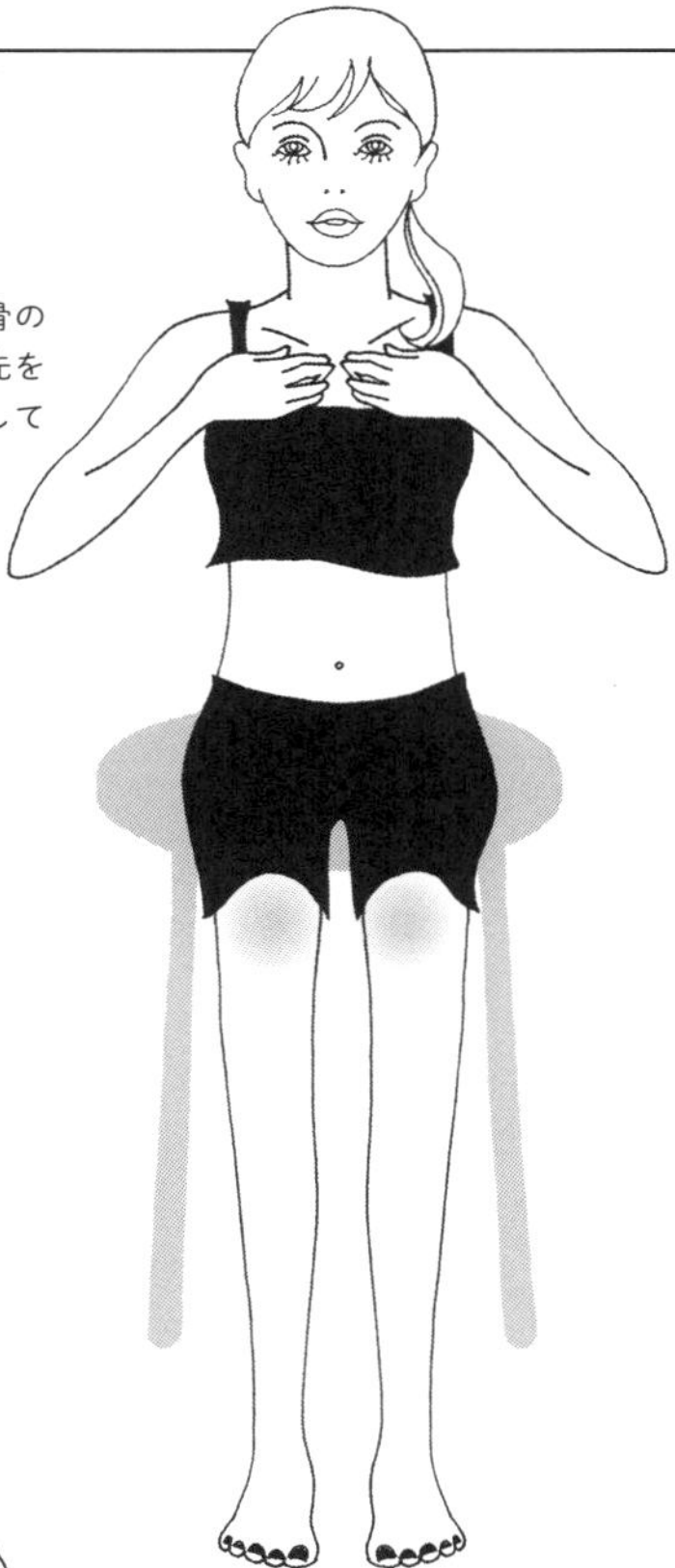

❶両指先を胸の上に当て、鎖骨の下から胸まわり全体を、指先を小刻みにゆすりながらほぐしていく。

❷両手で軽くこぶしを握って肋骨の上に当て、ゆっくりと押しながらほぐしていく。反対側も同様に。

また、大腸のケアは、マッサージオイルをお腹につけて、大腸に沿ってくるくる指を回しながら、大腸の蠕動運動を進めてあげるように、気持ちいい強さとリズムで行ってみてください（66ページ参照）。

当時40歳でチネイザンを学び始めたばかりの頃のEちゃんは、毎日の長時間のデスクワークのせいか、姿勢の悪さが気になりました。その仕事にもやりがいを見いだせず、転職を考えていました。お腹がとにかく冷えて固くなっていたので、まずはお腹を柔らかくして、毎日呼吸を深くするように、とアドバイスしました。チネイザンを勉強している途中で転職を決意し、新しい仕事でイキイキし始めたこともあり、いい出会いに恵まれ、42歳で結婚されたのです。今は素敵なパートナーと幸せな新婚生活を送っています。

5 むくみや疲れ、ネガティブ思考は腎をもむ

腎のチネイザン

チネイザンでは、腎は恐怖と結びついていると考えられています。現代の日本社会においては、恐怖の意味合いが少し変わってきていることをふまえ、「生活に直結する不安」と解釈しました。

生活に直結する不安なら、たくさんありますよね。

今の職場にずっといられるのだろうか。貯金がなくなってしまうのではないか。ずっと健康でいられるのだろうか。来年はどんなことが起こるのだろうか。今、こんな生活をしていて大丈夫なのだろうか。米粒くらいの不安から、とっても大きな不安まで、多岐にわたります。

不安は脾・胃とも関係しますが、この場合は、生活（生活費や人生や仕事など）、ご飯を食べていけるかの不安に近いものが当てはまります。また、初めての場に行くときの緊張感や不安、実はこれも、恐怖なんです。試験に受かるかなというときの緊張や不安も同じく、実は感情は一つではなくて、複数が同時に生まれて

います。焦りと不安、悲しみと怒り、など、たくさんのネガティブな感情を抱えている人は複合型の腎タイプでしょう。

ですから、お腹のマッサージでは、たとえば腸マッサージのように臓器一つだけではなくて、５つの臓器をしっかりとケアすることで、抱え込んでいた感情がしっかりとリリースされていきます。

また、温泉に入ったり、軽くウォーキングすることも、腎を元気にするために効果的です。日頃から睡眠が足りてないという方は、睡眠時間の見直しをしましょう。

腎のマッサージは、お腹にある腎の反射区を刺激するのとともに、背中にある腎臓の位置に手を当ててぐりぐりと刺激することで、腎への血流が改善し、諸症状が軽減していきます。

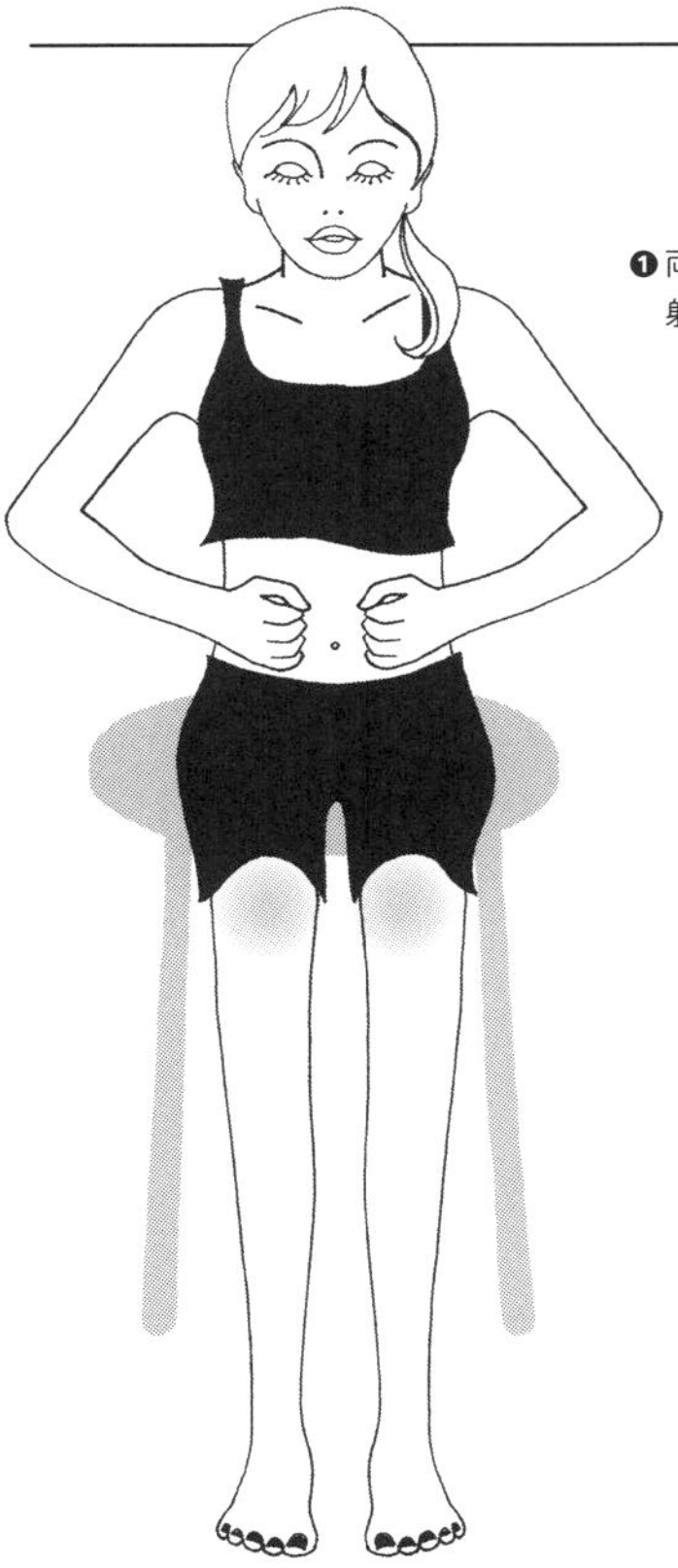

❶両手でこぶしをつくり、腎の反
射区の位置をぐりぐりと押す。

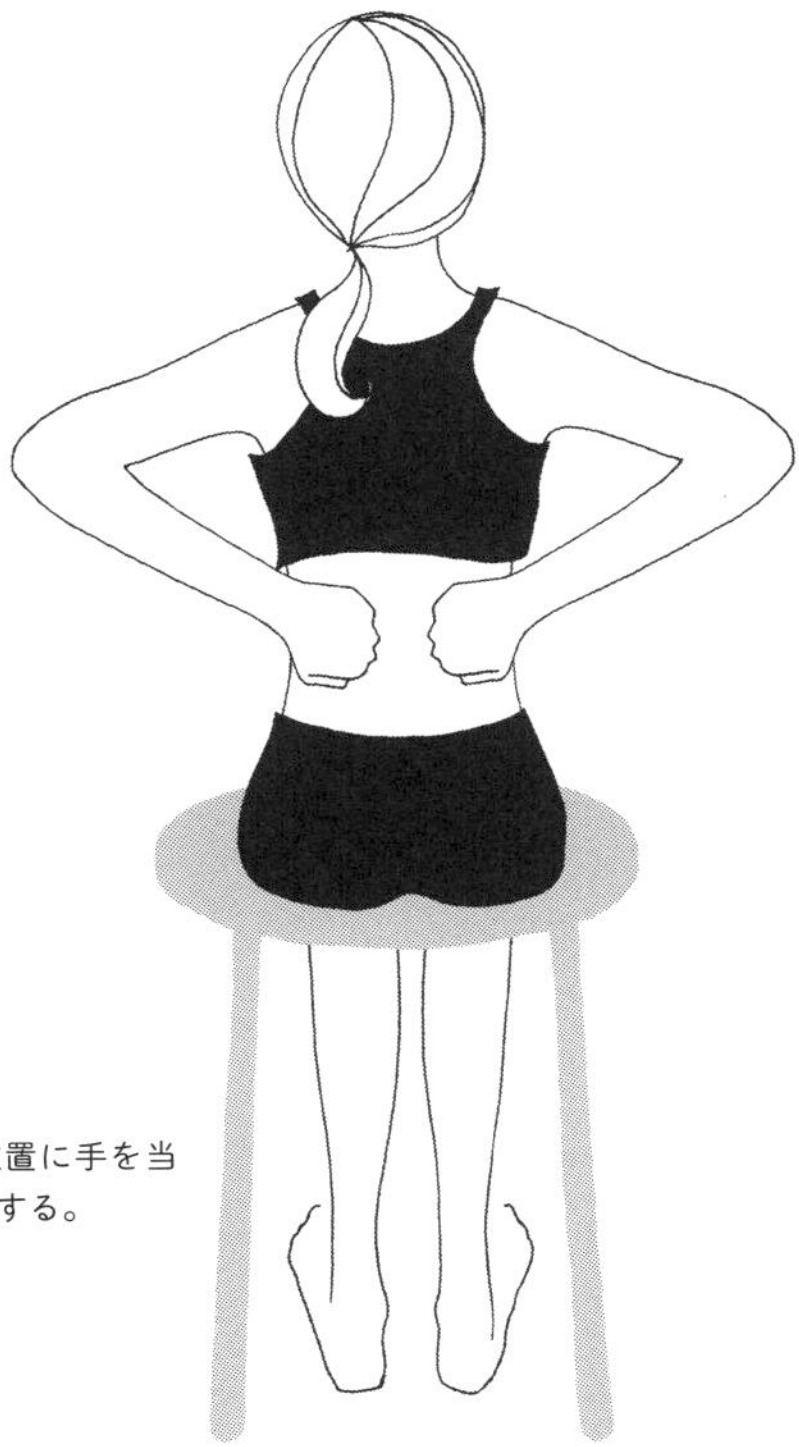

❷背中にある腎臓の位置に手を当
ててぐりぐりと刺激する。

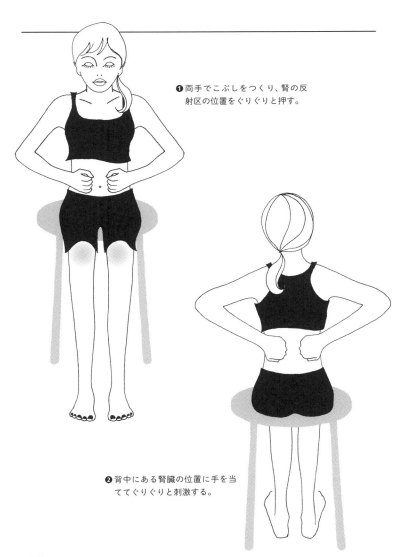

6 恋愛関係の悩み、ストレスは子宮・卵巣をもむ

子宮・卵巣のチネイザン

以上5つのタイプには分類されませんが、最近子宮・卵巣の6つめのタイプが出てきました。

通常、生殖器は腎のカテゴリーに入るのですが、子宮・卵巣は腎のマッサージとは手法が異なりますので、ここでは分けてご説明していきます。

最近、とくに子宮筋腫や卵巣嚢腫《のうしゅ》、生理不順などの生理トラブルが目立つようになってきました。私のサロンに訪れる方の2人に1人は何かしらのトラブルをお持ちです。検診で筋腫が見つかった方や、内膜症で悩んでいる方など、さまざま。共通点は、「デスクワーク」です。彼女たちの子宮まわりは、超のつくほど、冷えて固くて硬直しています。おまけに鼠径リンパ節がパンパンです。

子宮まわりが固くなる方の性格は、我慢が得意で、他の人に合わせるのも得意で、自分の意見を言わずに押し殺すことが多い傾向にあります。運動不足、そして、チーズやヨーグルトなどの乳製品が好きな人が多いです。

子宮は、おへそと同様に体の中にある最強のパワースポットです。ここから、すべてのエネルギーが生まれています。私たちが、育まれてきたのも子宮から、そして次なる生命を宿し、この世界に誕生させるのも子宮のパワーです。女性には、育む内なる力が内在しているのです。子供を1人、卵の状態から人間の姿にまで育てて、そしてこの世に産み出す力が備わっている子宮には、出産に充てられないときにも、自分自身に大きなエネルギーを与えてくれる力があるのです。

女性には「月のモノ」がありますよね。これは、体内のいらないものを集めて外に排出してくれる解毒のパワーがあります。自分にとって必要なものを取り込んで、それを体内にチャージし、不必要なものを外に出す力。子宮は約28日間かけて、毎月一生懸命に、私たちのために働いてくれているのです。

しかし、この子宮が今、大変な危機にさらされているのです。

子宮は解剖学的に見ても、人体の内臓の一番下に位置していて、他のすべての臓器が乗っかっています。満員の通勤電車と同じで、下垂した他の臓器に押しつぶされて、子宮は身動きがとれない状態にあります。スペースがつねに足りない状態なのです。

そしてもう一つ、子宮が押しつぶされるのには、長時間の「デスクワーク」にも原因があります。子宮が押しつぶされない腰の限界の角度は120度と言われています。椅子に座った状態はほぼ、直角の90度。これでは骨盤内の血流も悪くなるし、鼠径リンパは詰まるばかりです。婦人科系のトラブルをお持ちの方は、太ももがパンと張って太い方が多く、股関節《こかんせつ》も固い。これでは、子宮は息もできないばかりか、上半身と下半身を繋いでいる部分でもあるので、体全体の血の巡りも悪くなります。実は生理のトラブルは、自分で招いているようなものなのです。

こんな子宮を救ってあげるには、他の臓器たちをふわふわにしつつ、引き上げてあげる必要があります。そうすることによって、子宮の位置を確保し、子宮にスペースを与えてあげるのです。

そして、忘れてはならないのが鼠径リンパです。鼠径リンパが詰まると、婦人科系のトラブルの原因になります。下半身がどんどん太くなっていきます。鼠径リンパは上半身と下半身を繋ぐ懸け橋のようなものです。この部分を丁寧にほぐしてあげて、体の上下水道を通してあげることが、何よりも大切です。

このように、子宮へのアプローチでは、実際の子宮の位置と、子宮へ向かう血流の要となる鼠径リンパをほぐしていきます。

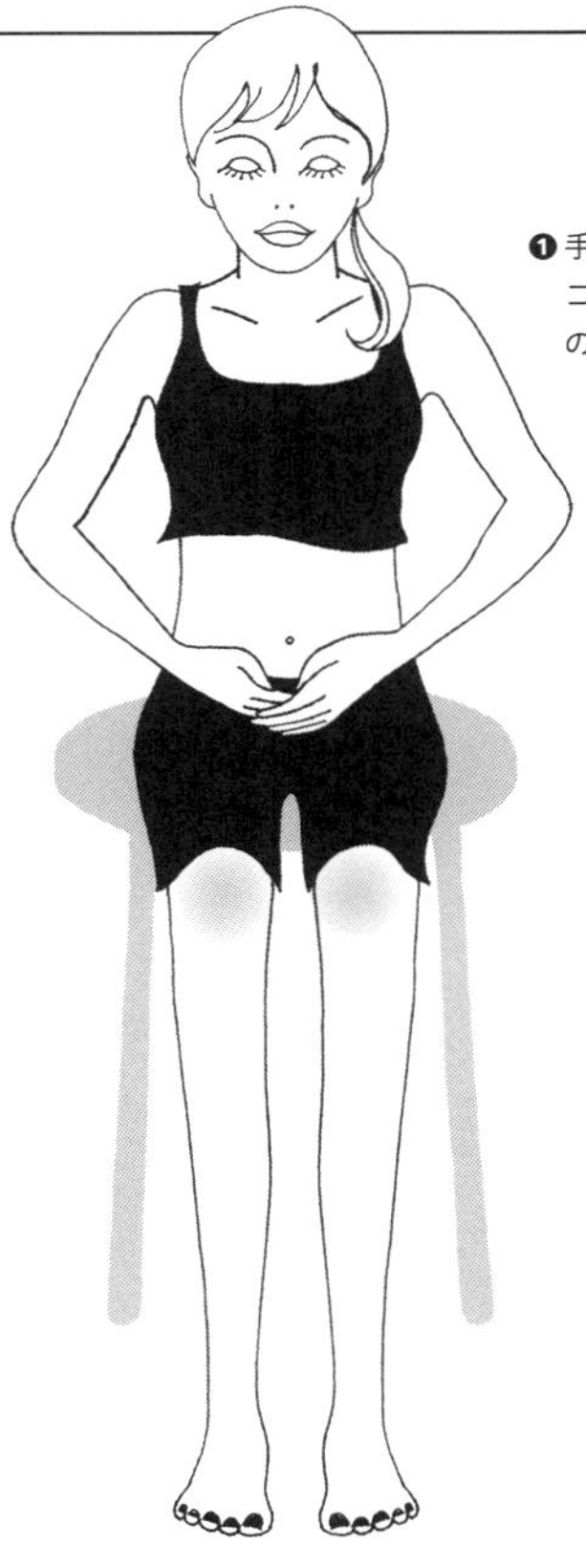

❶手のひらを上に向け、両手でスコップのような形をつくり子宮の位置に当てる。

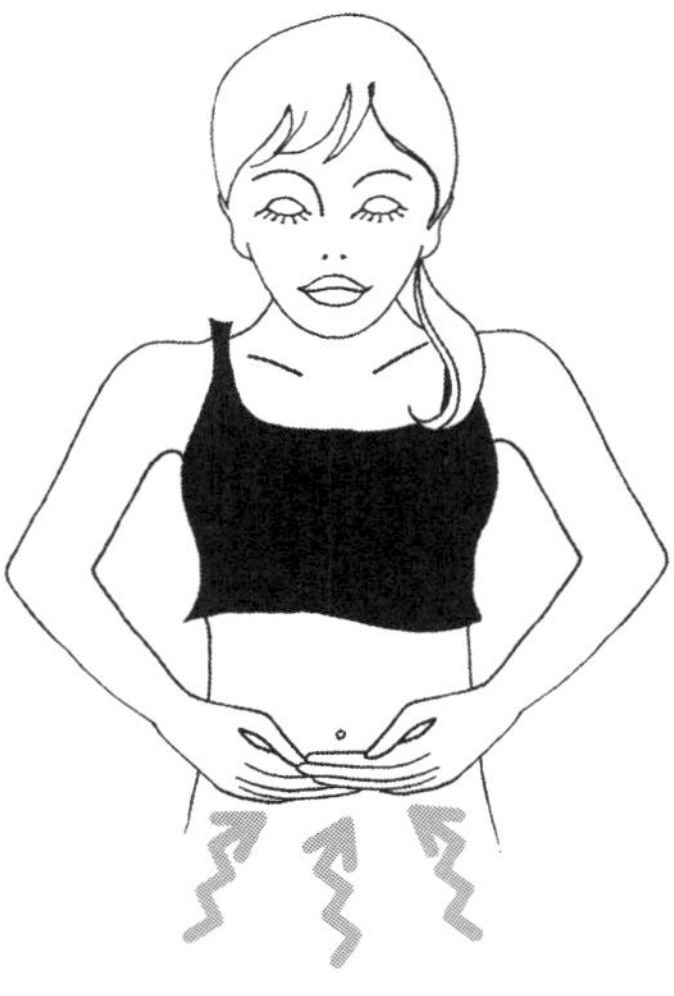

❷両手で子宮をすくい上げるように左右に動かしながら、おへそのところまで引き上げる。

ります。

お風呂でマッサージ

チネイザンによってお腹の中の滞りが流れて消えると、外側の環境も驚くほど変わります。

私はとくにこのときに、「頑張ってくれてありがとうね」と自分のお腹に語りかけるようにしています。不摂生をしたりして、内臓に負担をかけているのは自分自身だからです。それなのに、なんの文句も言わず、ただひたすら、自分のために働いてくれている内臓たち。普段は、そんなこと、考えずに、なんでお腹の調子が悪いのだろうとお腹のせいにしていますよね。本当は、感情の暴走や蓄積が原因で内臓を苦しめてしまっているのに。

私はチネイザンのお腹のマッサージに出会ってから、毎日マッサージをしながらお腹に「ありがとう」を伝えるようにしています。とくにおすすめはお湯の中です。お湯という水を通じて、マッサージによって内臓がさらに柔らかくなるのはもちろん、汗もたっぷり出て、デトックス効果も抜群です。私たちは胎児のとき、10ヵ月近くを母親の羊水の中で過ごしますよね。そのときに聞いていた声、音楽、などを記憶していて、この世の中に出てきてからもそれらの声や音を聞くと、とっても安心するようになるのですが、これは、内臓においても同じです。お湯を通じて、私たちの声や気持ちがより届きやすくなります。気持ちがいいし、デトックス効果は高いし、内臓に気持ちは伝わるし、内臓は柔らかくなるし、まさに一石二鳥、三鳥、四鳥です。ぜひ、今日からの習慣にしてみてください。

アロマオイルでより効果を高める

ところで、私はマッサージの効果を高めるためにアロマオイルを使っています。お気に入りのオーガニックのアロマの精油を使い、それを数種類ブレンドしています。

アロマは、本能や感情を呼び起こすと言われています。香りは、脳の中でも「大脳辺縁系《へんえんけい》」という古い皮質に達します。大脳辺縁系は、食欲や性欲などの動物と共通した本能に基づく行動、喜怒哀楽などの情緒行動を支配し、自律機能（呼吸、消化、循環など、生きている限り意思とは関わりなく不随意的に働く機能）にも大きな役割を果たしています。そして、興味深いことに、大脳辺縁系は「嗅脳《きゅうのう》」と呼ばれる部分とほぼ一致し、嗅覚は直接この大脳辺縁系と結びついているのです。アロマによる香りは、押し殺していた感情にもアプローチし、それを癒やしてくれる効果もあるのですね。

次に紹介する、感情が溜まっている部分（五臓のゾーン）に合わせた精油を使うことをおすすめします。

肝・胆↓オレンジ、グレープフルーツなど柑橘《かんきつ》系。レモングラス
心・小腸↓リラックス系。ラベンダーなど安眠効果のあるもの、ローズマリー
脾・胃↓柑橘系、ローマンカモミール
肺・大腸↓フランキンセンス、ペパーミント（ごく少量）、サンダルウッド
腎・膀胱↓ジュニパーベリー、ゼラニウム
子宮・卵巣↓クラリセージ、ゼラニウム、ローズオットー

この他にも、自分で嗅いでみて好きだな、という香りがあれば、そちらを使用してみてください。香りは、頭で考える前に、本当に自分が求めているものを教えてくれます。香りに慣れてくると自分の感情に素直になれるようになります。とくに普段、頭で考え過ぎてしまうタイプの方は、香りの力を借りて、本能を呼び起こしてみてください。

チネイザンで本当に大切なこと

ここまでお腹を触ってきて、少しずつ変化を感じ始めた方もいらっしゃるのではないでしょうか。あらためて強調しますが、自分の内臓ほど、自分のために頑張ってくれていて、自分を愛してくれている存在はありません。

内臓は、毎日本当に頑張って必死に私たちの生命活動を支えてくれているのです。私たちが生きているのも、内臓たちの頑張りのおかげと言っても過言ではありません。その恩に報いず、暴飲暴食しちゃったり、内臓を責めたりしていませんか？

内臓たちは、自分たちの頑張りを、主人である私たちに認めてもらいたいだけ、本当に健気な存在なのです。その内臓たちをかわいがって大切にしてあげること、それがすなわち、本当のチネイザンです。

この本当のチネイザンができるようになると、自分自身を丸ごと、受け止め、かわいがり、本当の意味で、大切にすることができるようになります。

これが、私がみなさんに一番お伝えしたかったことです。

技術でも、知識でもなく、このことを、このマッサージを通じて、みなさんに知っていただきたいと思います。

4 チネイザンで全身が引き寄せ体質に変わる

ふかふかなお腹で幸せを引き寄せる

私の生徒のCさんは長年の生理不順でした。通勤時間は往復4時間。朝はとてつもなく早く、夜は終電も多く、仕事に家事に追われ、心身が疲れ果てていました。

このままではいけないと体に良いものを探していたところチネイザンに興味を持ったとのことで、すぐに私の元でチネイザンを一気に習得しました。

私が日本全国で開催している温泉チネイザン（温泉に入りながらお腹をマッサージする講座）にも参加してくれて、徐々にお腹が温かくほぐれ、痛みもなくなってきた、そんな矢先のことでした。胃腸不良の状態で彼女が入院したという知らせを受けたのは……。

長年の仕事のストレスがついにお腹に来たのかと心配していましたが、その1ヵ月後、お腹に待望の赤ちゃんが宿ったという驚きの知らせをもらいました。

胃腸不良はつわりだったのです。まさか、自分が妊娠するとは思わなかったので、婦人科ではなく内科にかかって、普通に入院していた彼女。今思うとこれこそまさに、奇跡ですよね。ずっと望んでいた赤ちゃん。1年後、仕事にも復帰し、今は仕事と子育てで、とても充実した毎日を送っています。

Cさんのお話では、チネイザンをしていなかったら、けっして赤ちゃんを授かることはできなかった、とのこと。

実際に初めてお会いしたときの彼女のお腹はまさに鉄板状態でした。胃のあたりは何かが詰まったように固く、押すと痛みを感じるほど。まだ20代でしたが、とても20代の女性のお腹には思えないほど固く冷たかったのですが、チネイザンを続けること2年近く、温泉チネイザン合宿に行った頃からお腹が温かく柔らかく変わってきました。ふわふわと温かいお腹に、赤ちゃんが訪れてくれたのですね。

ふわふわふかふかお腹には、自分の欲しいものが宿ります。磁力がきちんと働いてくれる＝欲しいものを「引き寄せられる」お腹、なのです。

自分の内側にすべてがあった

ここでいきなり、「引き寄せ」の話が出てきましたが、私自身もそうでした。お腹が冷えてカチコチだったときは、仕事にも恵まれず、プライベートもズタボロ……。自分に自信もなく、何をやっても中途半端。こんな私、大嫌い、消えてしまいたい、そう思ったことも多々ありました。

そんな自分が嫌で、自分で自分を変えたくて、世界中を旅して、ついに出会ったチネイザン。自分の内側に、すべてがあって、自分でそれは、すべて変えることができるんだと教えてくれたのも、チネイザンでした。

それまでの私は、完全なタラレバ女。彼氏ができたら、幸せになれる。結婚すれば、幸せになれる。転職したら、年収が上がれば、とタラレバをたれていました。そんな私がヨガに出会い、マクロビオティックに出会い、タイ式マッサージに出会い、そしてたどりついたチネイザン。

ただ、通常のチネイザンは、訓練を受けたセラピストがクライアントに施術をするものでした。これでは、毎回タイに行かなくてはならないし、先生の元を離れたら、また元の自分に戻ってしまう。このお腹をずっとキープしたい。そう思って、自分で自分にやり始めたのが、今のセルフチネイザンの原型です。元々、誰かの力を借りるよりは、自分で自分のことはなんとかしたい性格だったので、チネイザンも、自分で自分を癒やせるように、改良していきました。

すると、どうでしょう。お腹が変わっていくのと同時に、やりたい仕事を自分でつくれるようになり、会社員を辞めて独立。念願だったワークショップを全国で開催するようになって、そんな矢先、出版社から声がかかり、ただの会社員だった私が、セルフチネイザンの先生として2冊も本を出版。そして、2冊目の本を出した直後、今の主人との運命的な出会い。そして、無月経だったにもかかわらず、すぐに息子を授かり、今は、好きな仕事を続けながら、子育てをしています。

この経験をしてわかったことは、お腹が温かくて柔らかいと、夢を実現できるということ。夢のほうからこっちに向かってきてくれるんです。これを引き寄せというのでしょうか。そうであれば、温かくて柔らかいお腹に、引き寄せの磁石が内蔵されているといえるのではないでしょうか。

お腹は〝引き寄せの磁石〟

ここで大切なのは、実はもうすでに、みなさんのお腹の中には、この引き寄せの磁石が生まれつき、内蔵されているということなのです。

何か特別なスピリチュアルセミナーに行ったり、自己啓発本に書かれていることを徹底したりしなくては、引き寄せる力が与えられるわけではなく、もうすでに、自分の内側にあることに気づくことが大切なのです。

みなさんは、この引き寄せの磁石のスイッチを入れてあげればいいだけです。残念ながら、引き寄せの磁石の磁力は、固くて冷たいと発動しません。柔らかくて温かい人だけ、発動できるようになっているのです。そして、このときとても大切なのは、自分の手のひらを使うこと。手のひらは、魔法の力を持っているのです。小さい頃、お腹が痛いと、お母さんがお腹に手を当てて、痛いの痛いの飛んで行け！をしてくれましたよね。それと同じです。

手のひらには、不思議な、魔法の力が宿っているのです。ただ、楽しみながら、お腹をマッサージしてみてください。

お腹が喜ぶ感覚を知る

私はこれまで色々な国の人と交流してきました。大学時代、スペインに留学していたこともあり、世界40ヵ国は旅をしました。その中でも、とくに印象的だったのは、スペイン、フランス、イタリア、そして、卒業旅行でしばらく滞在した国メキシコ、タイ式マッサージを勉強しに行ったときに出会ったタイです。

世界中の人々を見て、日本人に特有の、美徳、そして、暗黙のルールがあることに気がつきました。それは、日本人が最も得意とすることで国民性でもあるのですが、日本人は、「我慢」がとっても上手ということです。本当に欲しいもの、本当にしたいこと、を我慢することに慣れ過ぎているのではないかと感じました。それに引き換え、つねにリラックスして、家族との時間を優先している先に挙げた国々の人たちの姿は、私の人生の価値観に衝撃的なものを与えてくれました。

「家族とのリラックスした時間以上に大切なものは存在しない」、これは、ヨーロッパで私が教えてもらった何よりも大切なものでしたが、日本に帰国すると、「家族は仕事の次」「家族よりも仕事優先」。そもそも、今の若い世代は両親とも、祖父母とも離れて暮らしていて年に数回しか会話しない。残業は当たり前。有給休暇なんて、もってのほか。そんな文化で育ってきていては、本当に自分の欲しいもの、したいこともわからなくなって当然ですよね。

今の思考、価値観を捨ててスペイン人になれ！なんて無茶な話です。ただ、一つだけ、感じてほしいのです。心から「気持ちいい」という感覚を。

私も、タイ式マッサージに出会うまでは、本当の気持ちよさを知りませんでした。むしろ、自分に「気持ちよくなること」「楽すること」「幸せになること」を許してあげていませんでした。

みんなが働いているのに、自分だけ早く帰ってはいけない。

自分だけ有給休暇をとっては申し訳ない。

私が思っている欲求はただの「わがまま」だから、私が我慢するべき。

そう思って30年間を過ごしていた気がします。そんな状態でしたが、あるときお腹の欲求には逆らい切れず、実家に帰る、などと理由をつけて有給休暇とあわせて夏休みを取得。タイに飛んでしまいました。

タイ式マッサージの技術の習得という理由で訪れたタイで、衝撃を受けました。それまで、勉強中は勉強、と思っていた私でしたが、なんと……マッサージの授業中にあまりの気持ちよさによだれをかいて寝てしまっていたのです！　とっさに起きましたが、何回も先生に謝りました。

でも、そこで気がついたのです。

そろそろ、頑張るのをやめてもいいんじゃないかな。我慢するのもやめて、この気持ちよさに身を任せて、心が感じる通り、自分が気持ちよくなることを、自分に許してもいいんじゃないかなって。

微笑みの国、タイまで来て、まだ自分に厳しくしようとしていた自分に気づき、笑いが出てしまいました。そのときやっと、「本当の気持ちよさ」を受け止めることができたのだと思います。

日本では、気持ちいい＝快楽と捉えられて、なんとなく性産業と繋がって聞こえる言葉だから、卑しいこと、なんとなく悪いことをしているっていうイメージがありますよね。

みんな頑張っているのに、自分だけ気持ちよくなっていてはダメ、サボっていると思われてしまう。そうすると、罪悪感が残ったりします。でも、それって、誰に対するものなのでしょうか？

気持ちのよさを自分に許す

引き寄せの磁石を発動するために、本当に大切なことは、この気持ちよさを自分に許してあげること、なんです。

夢のために、ひたすら我慢する、頑張る、ではなくて、その逆。

気持ちよくなることを、自分に許してあげること。それが、引き寄せのお腹になるための第一歩です。

さあ、この感覚がわかったら、次に進むのは、あなたの気持ち次第。

頑張り過ぎて、不幸なお腹を選ぶのか、気持ちよくなって、さらに、大好きな人に出会って、大好きな仕事をして、夢を叶えるお腹を選ぶのか、鍵はあなたの手にあるんです。

幸せはお腹が運んでくれる

幸せは、つかみ取ろうとするものではなく、ひたすら頑張って手に入れるものではなく、緩んだ瞬間、気持ちよくなった瞬間に、ふと内側から現れてくれるものなのです。

外側からつかみ取った幸せは、もしかしたらすぐに消えてしまうかもしれません。どうしても欲しかったバッグも手に入れた瞬間に色あせて見えますよね。条件だけで選んだ彼氏も、付き合ってみたら、本気で好きではなかった。死ぬ気で働いて得た役職も、なってみたら、さらに大変な仕事で、これでは本当に幸せって言えない。こんな経験ありませんか?

本当の幸せは、お腹が知っています。

お腹だけは、嘘をつきません。

お腹だけが知っている本当の幸せこそ、あなたを一生幸せにしてくれるもの。

そして、その幸せはお腹をずっと温めてくれるものでもあるんです。

5 いつでもどこでも効果100倍の5つの神ポーズ

忙しい人におすすめ、効果100倍の神ポーズ

いよいよ最後の章になりました。この章では生徒さんの間でとても人気がある、効果をより持続するためのセルフチネイザンの〝神ポーズ〟をご紹介します。

私たちの体には、経絡という氣血水を運ぶ通路のようなラインが12本あります。チネイザンで内臓に蓄積した負の感情、老廃物、不必要なものを流していきましたが、体の外に排出するのに、経絡の流れをよくするとより大きな効果が期待できます。

そのために私のチネイザンでは、お腹のマッサージをしたあとに、ヨガのようなポーズをとって、この経絡というエネルギーラインを刺激していきます。

毎日忙しくて、お腹のマッサージの時間がとれないときでもほんの数分、これらのポーズをするだけでも、体全体がスッキリし、内側から元気になっていくのを感じられます。

むくんだときの神ポーズ

女性の最大の敵はむくみと言っても過言ではないでしょう。むくまない日を探すほ

うが難しいほど、現代女性はむくみに悩まされています。

むくみの原因は、肺脾腎の弱りにあります。東洋医学では肺脾腎は水のモーターと捉えています。

感情的には、ショックなことがあって落ち込んでいるけれど、思うように泣けなくて、体の中に余分な水分が溜まったような状態であったり、くよくよと悩み過ぎて、つい食べ過ぎて脾（消化器官）がお疲れの状態のときです。

また、他人に言われたことで傷ついたけれども、それをうまく外に出せなかったり、

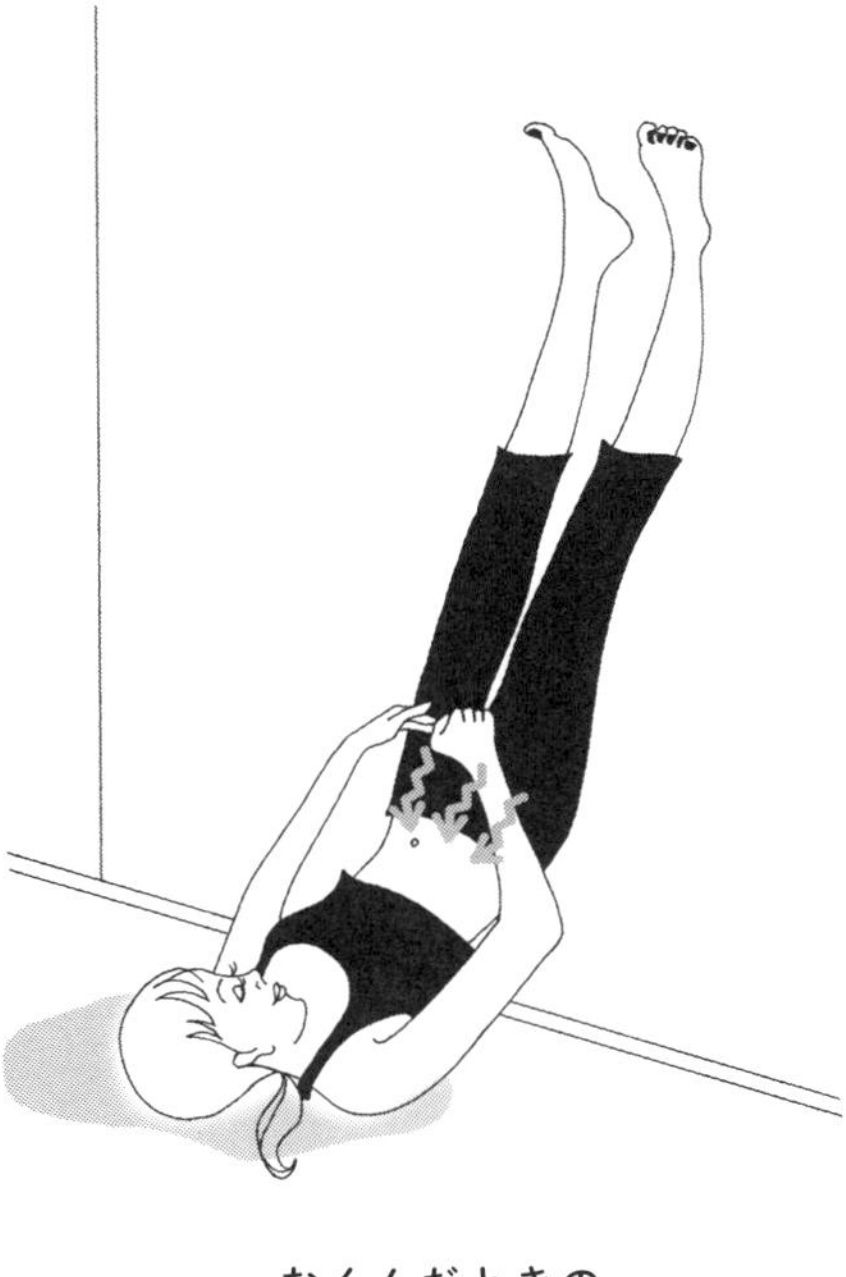

**むくんだときの
神ポーズ**

壁にお尻をつけ、両足を上げる。かかとで壁を登るようなつもりでお尻を上げ姿勢をキープ。次に恥骨に両手を当て、おへそに向かって手をゆらし、子宮の位置を整える。

水に流せなかったりして体の中がずぶずぶの水溜まり状態のとき。こんなときは「むくんだときの神ポーズ」で、体の中に溜まった水分を追い出して、心も体も気持ちいい状態を取り戻しましょう。

さらに効果的なのは汗をかくことです。

温泉にじっくりつかるのもいいですし、ホットヨガに行ってみたりするのもよし。泣ける映画を見るというのもいいですね。

食べ過ぎたときの神ポーズ

脾（胃・膵臓）は、体の中の発電所です。口から入ってきた食べものをエネルギーに変えて他の臓器に送電してあげています。

自分でつくったものを、自分用にすべて使えたら体は疲れず、いつも充実（充電100％）した状態でいられるのでしょうが、なかなかそうはいきません。人間関係、仕事、恋愛、悩みは尽きませんよね。

つまり、他の臓器に充てる分のエネルギーを悩みに充当してしまっているのです。

これでは、いくら発電しても間に合いません。

よって、悩みの多い方はついつい食べ過ぎてしまう。心配性の方はとくに、甘いものが大好き。甘いもの(白砂糖)は、電力に変えるのに効率がいいからですね。

でもその分すぐに使い切ってしまい、またエネルギー切れを起こしてしまいます。これが、甘いものがやめられない連鎖の原因です。

そんな方にとっておきの神ポーズをご紹介しましょう。

イライラしたときの神ポーズ

チネイザンでは、イライラ=怒

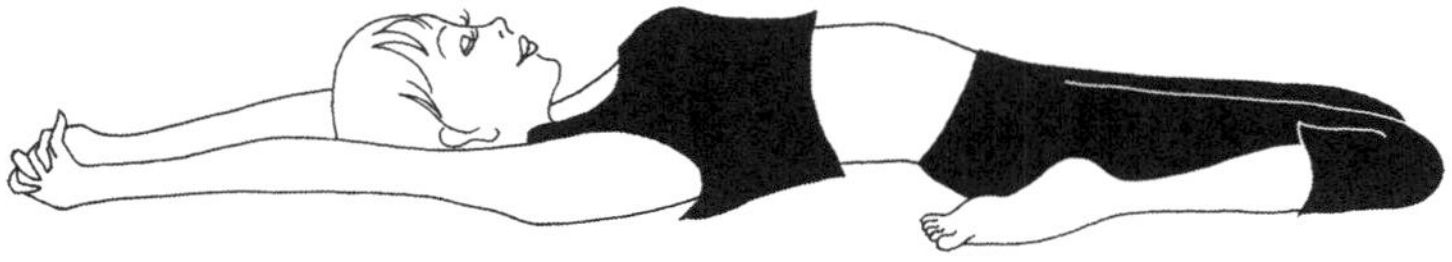

食べ過ぎたときの神ポーズ

正座の姿勢から無理のないように少しずつ後ろに倒れる。背中が床についたら、両腕を上げて脇腹からお腹全体を伸ばす。10秒間キープする。片足ずつ行ってもOK。

り、ストレスは肝に蓄積すると考えます。ですが、イライラしているときは決まって、心《こころ》に余裕がない状態です。

つまり、心《しん》のスペースもなく、肝も心も詰まっている状態。こんなときは、肝と心の両方をほぐして、両方にゆとりと空間を与えてあげましょう。この神ポーズは、椅子に座っていてもできます。なお、イライラしたときは、「頭に血が上る」ので、ヘッドマッサージも有効です。

心が落ち込んだときの神ポーズ

落ち込んだときは、肩を落とし、背中が丸くなります。そんなときは、肋骨が圧迫され、肺呼吸がうまくできていません。でも、落ち込んでいるときは、そんなことにも気づけないことも多いでしょう。そんなときは、この必殺の神ポーズで、肺にエネルギーをたくさん送ってあげて、悲しみ、失望、憂鬱なことなどを吹き飛ばしてあげましょう。このポーズも椅子に座った状態でもできます。

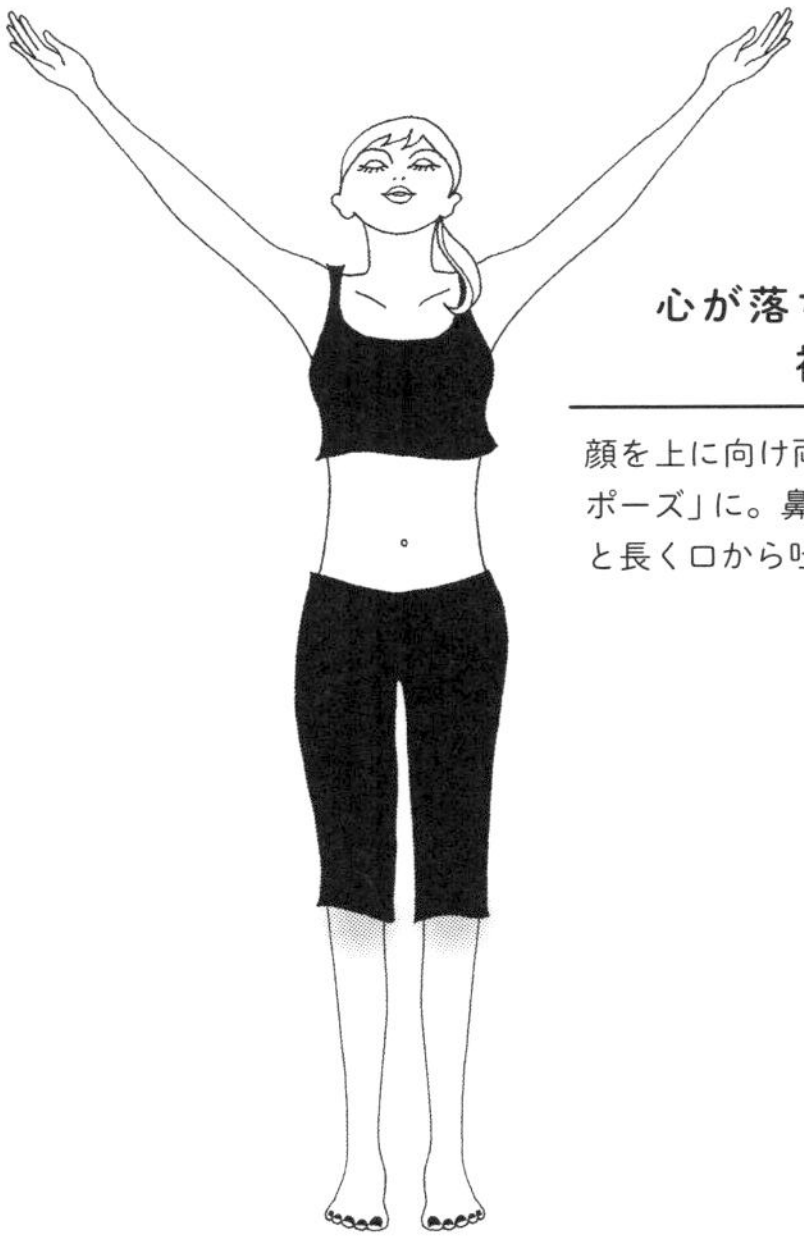

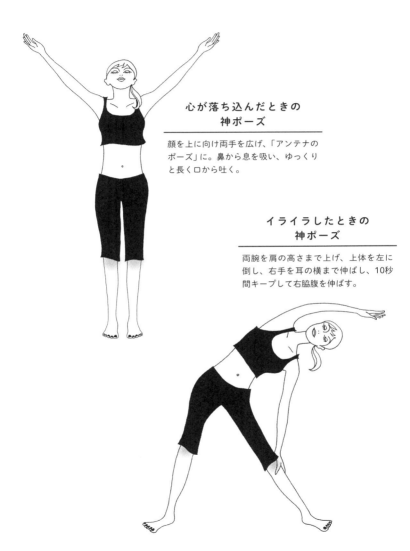

心が落ち込んだときの神ポーズ

顔を上に向け両手を広げ、「アンテナのポーズ」に。鼻から息を吸い、ゆっくりと長く口から吐く。

イライラしたときの神ポーズ

両腕を肩の高さまで上げ、上体を左に倒し、右手を耳の横まで伸ばし、10秒間キープして右脇腹を伸ばす。

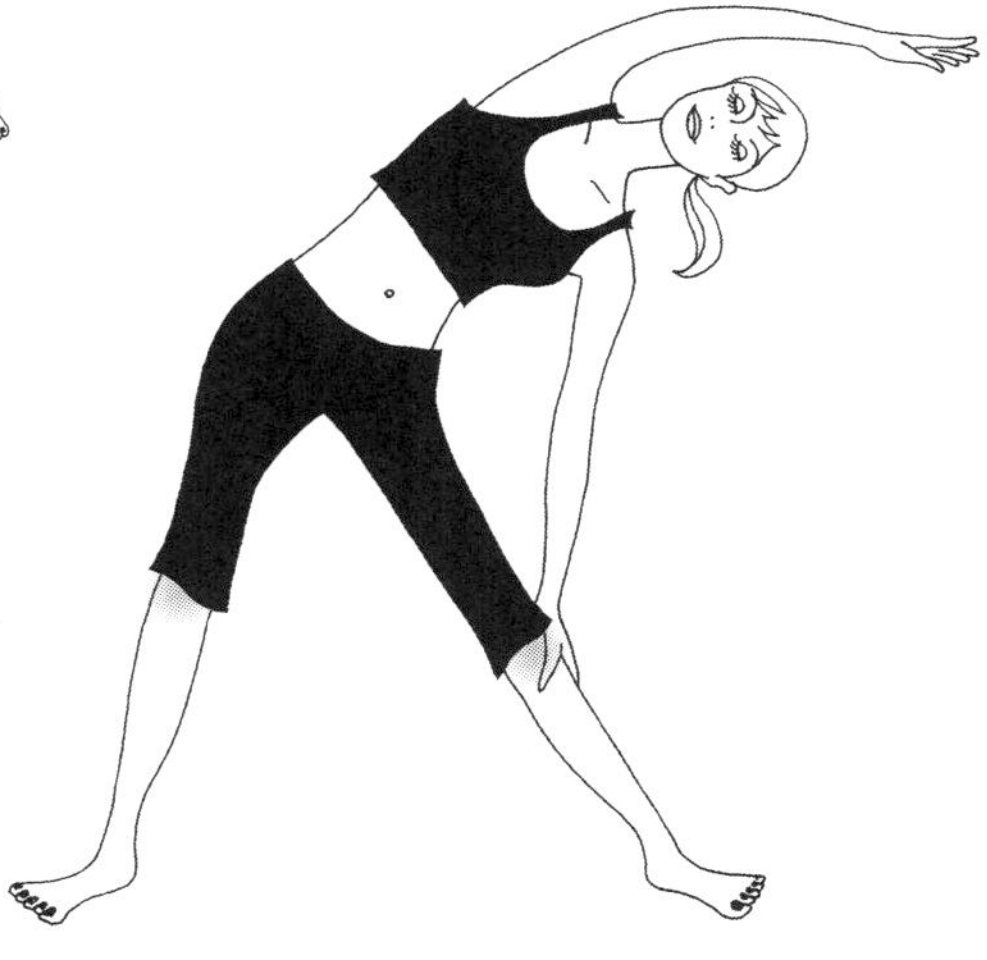

子宮の神ポーズ

実は、子宮はパワースポット、という書き方をしましたが、この「子宮＝袋」がふわふわでぽかぽかしていると、より大きな宝物が授かります。それが私の場合は、天職との出会い、パートナーとの出会い、そして絶対に無理だと思っていた妊娠でした。

チネイザンをすると、妊娠に至るケースがとても多いのですが、これは、ふわふわふかふかの袋の中に、赤ちゃんが眠るふわふわふかふかのベッドが用意された証拠。長年無月経に悩んでいた私もそうですし、1年前に流産してしまってひどく落ち込んでいたYさんもその後、自然に妊娠。今はふくよかな息子さんを抱っこして、とても幸せそうに暮らしています。彼女はチネイザンを習得し、ストレスだった仕事もやめて、自分でサロンを開いた直後、とてもいいタイミングで妊娠・出産されました。

チネイザンを実践していると、人生が自分の思い通りに流れ始めます。まさに、内側の気＝外側の気、なのですね。

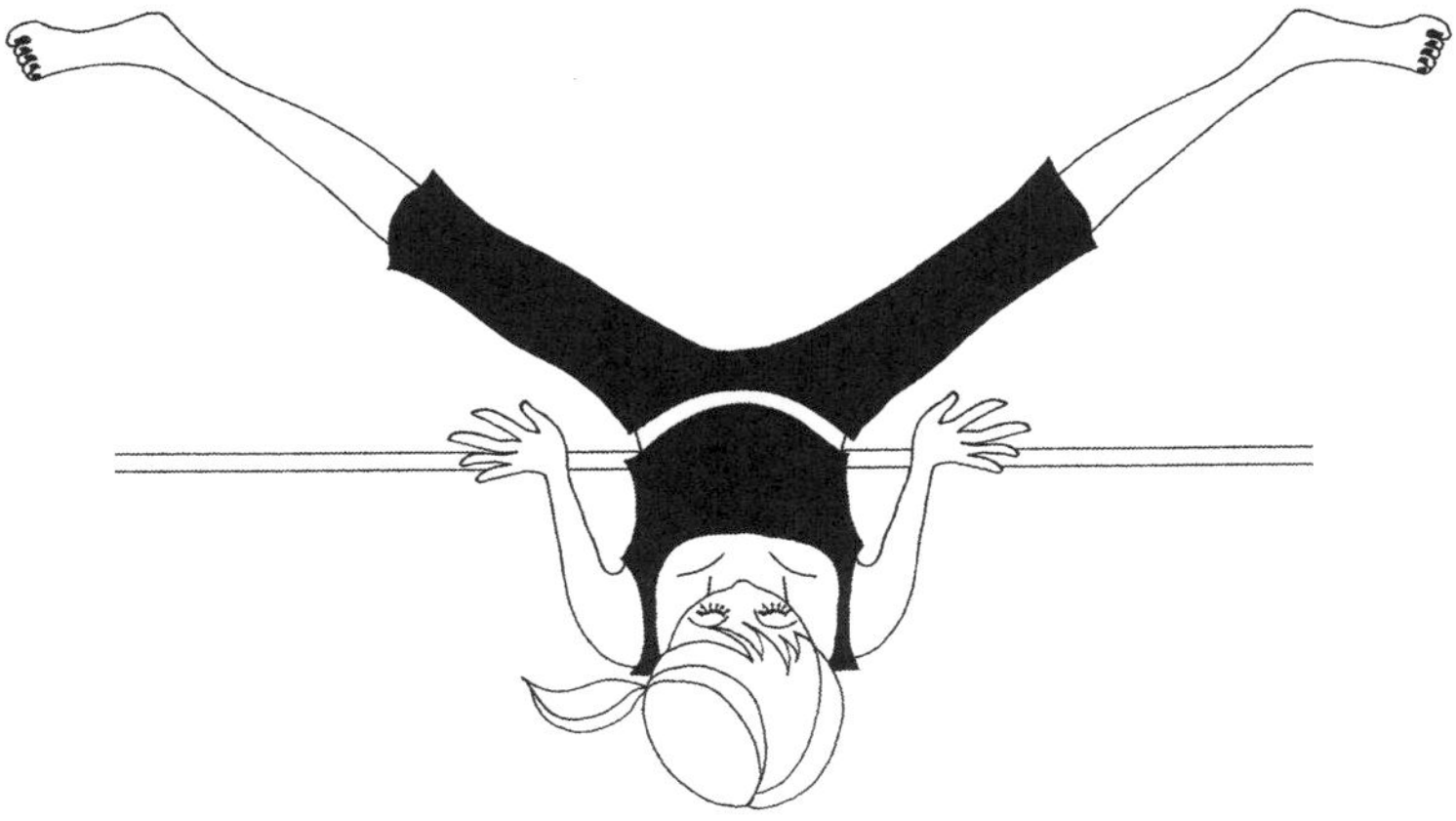

子宮の神ポーズ

壁にお尻をつけ、両足を上げ、そのまま足の重みを使って股関節をじんわりと開いていく。この姿勢を10〜15秒間、無理のない範囲でキープする。

EPILOGUE

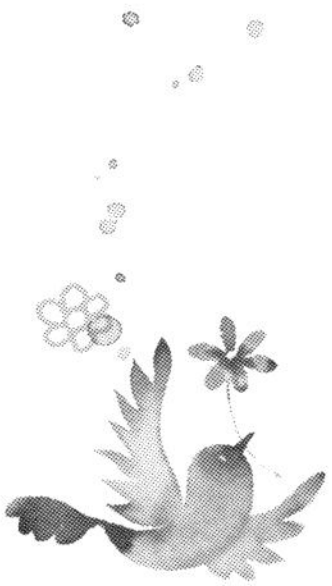

「お腹＝自分」を大切にする生き方へ

お腹はあなたの最高の味方

お腹は、心の代弁者です。体の調子が悪いときは、お腹も固くなります。お腹が固いときは、心の調子もおかしいとき。そんなときは、お腹をもんであげたらいい。この本を読んで、そんなことを知っていただけたと思います。チネイザンを知ると、不調のときの対処の方法が変わります。

体の調子が悪いなと思ったら、自然とお腹に手がいく。すると、お腹も固いことがわかる。そして、お腹の固くなっている部位を触る。そこにある、本当の自分の気持ちに気づく。そして、その部分を優しくマッサージしてあげる。

これこそが、究極の自分癒やしであり、チネイザンを毎日に取り入れる方法なのです。

感情は毎日生まれます。感情を止めることはできません。

だから、体が不調になることも、ごく自然なことなのです。

体が不調になるのは、今の生き方、今の人生、今の生活が違うよと、自分に教えてくれているのです。そのメッセージを受け取って、そのメッセージ通りに生きていくと、本当に自分のしたい生き方、本当にしたい仕事、本当のパートナーに出会います。

これこそが、お腹が教えてくれる本当のこと。お腹は必ず、答えてくれます。お腹こそ、あなたの本当のパートナー、一番の人生の味方なのです。お腹の声に従って、本当に生きたい人生を送ってみませんか？　そんな生き方をしている方のお腹は、いつもふかふか柔らかくて本当に温かくて、触れていて気持ちがいいものです。

自分の幸せは自分しか知らない

前にも述べましたが、まだチネイザンに出会うずっと前に、私がタイ式マッサージから学んだことは、気持ちいいを自分に許すことでした。

それまでの私は、気持ちいいを自分に許すことができず、いつも全身がカチコチでした。そんな私が初めてタイ式マッサージを受けたとき、衝撃的な気持ちよさに気づいたのです。そこから自分の体の感覚にもっと素直になろうと決意しました。それからです。本当に自分が必要としているもの、本当に自分が好きなもの、好きな人、好きな時間、好きな空間を知ることができたのは。

気持ちいいと幸せって似ているような気がします。この人と一緒にいて、心地いいな、この空間、この音楽、心地いいな、好きだな、幸せだな、すべて同じ波動でできているのですよね。

なぜかというと、気持ちいい、心地いい、幸せを感じ取るセンサーは、実は「肌」だから、なんです。

鳥肌が立つといいますね。私はよく、気のいい神社に行くと、鳥肌が立つことがあります。これはまさに、肌のセンサーが作動している証拠です。きれいなものを見て感動して鳥肌が立ったりすることもありますよね。まさに、肌は、心の表れなのです。だからこそ、日頃からお腹を直接マッサージすることで、肌の感覚を高めていてもらいたいのです。

何をしていて幸せなのかわからない、幸せが見つからない、そんなときは、ただ単に、皮膚感覚が鈍っているのかもしれません。そんなときは、まわりの情報に流されるのではなくて、自分自身で幸せを見つけてもらいたい。体の部位でも、とくに皮膚がたくさん集まっているお腹をマッサージして、幸せのセンサーをしっかりと磨いておいてくださいね。自分の幸せは、自分の皮膚を通じてしか、わからないのですから。

自分の大好き、気持ちいいを知ろう

たっぷりと、皮膚をマッサージしたあとで、人に会ってみましょう。この人は自分に合うな。この人はちょっと違うな。いつもと違う感覚が生まれてくるのがわかります。

また、近所のカフェに行ってお茶をしたり、ちょっと遠出をしてみるのもいいでしょう。本当にリラックスできる場所では、皮膚はとても滑らか。ちょっと違うなというときは、皮膚は少しざらざらします。自分の皮膚をセンサーのように働かせて自分の大好き、気持ちいいを知ることができます。そうやって、どんどん、自分の大好きを集めていくのです。

幸せな生活とは、自分の大好きが半径3メートルにたくさんあるということなんだと思います。自分がリラックスできる空間で、自分の気が合う人たちと、好きなことをして過ごす。私は毎日をこんな感じで過ごしています。

毎朝、ベッドの上で自分のお腹をもんで、それからお出かけして、大好きなカフェで仕事をして、これからの仕事の計画を立てる。それから夕方は子供と一緒に遊んで、家族みんなでご飯を食べて、お風呂に入って、夜寝る前にベッドの上でお腹をもんで、眠くなったら寝る。本当に平凡な生活ですが、私のまわりには大好きが溢れているので、つねに幸せな気持ちがいっぱいです。

違和感に気づく

皮膚の感覚に敏感になって、自分の大好きがわかってくると、自然とイイ子をやめようという気持ちになっていきます。

あ、この人は違う。この仕事は違う。この場所は違う。そう思いつつ違和感を感じながらその気持ちを無視して続けていると、お腹が固くなっていきます。そしていずれか体の不調が出てきます。その仕組みがわかれば、無理して付き合うよりも、健康的なほうを選びたくなりますよね。お腹に教えてもらったから、このお付き合いはやめておこう。無理して続けるのをやめよう。そうやって、どんどん、自分が違うなと感じるものを手放していくのです。いわば、チネイザンは、自分のまわりの人間関係、生活環境、仕事の断捨離です。

どんどん活用して、柔らかいお腹をキープしてくださいね。

本音を出して思いのままの人生に

そうは言っても自分の言いたいこと、思っていることを口に出すことってなかなか難しいですよね。でも無理してまで直接本人に言わなくてもいいのです。

まずは、自分のお腹に手を当てて、詰まっている部分、溜まっている部分を探して、その部位に対応する感情を見つめてみてください。

肝が固ければ、イライラしていたことに気づきますよね。それがわかったら今度は、何に対してイライラしていたんだろう？　どうしてこの気持ちは生まれたんだろう？　もしかして、寂しかったのかな、辛かったのかな、悔しかったのかな。こんなふうに感情の因数分解をしていくのです。そして、その気持ちを声に出してもらいたいのです。ベッドの上でやっていたらベッドの上で、床の上でもかまいません。ご家族が一緒でも、一人のときでもかまいません。

ああ、腹立った！　あの人、本当にむかついた！　私は、寂しかった！　本当に辛かったよ～！　と、声に出して言ってみてください。これが、本当に詰まりを取る一番の方法です。

私は、毎日トイレの中でやっています。そして最後に、トイレットペーパーとともに、お水でじゃーっと流す。そうすると、その気持ちも水に流れてどこかに行ってしまいます。

人間というのは、目に見えるもので確認できると安心するものだからです。大便が出たら、さらにラッキー。感情の詰まりが取れて体から出て行った証拠だからです。これが一番おすすめの浄化法です。その後のトイレ掃除もお忘れなく。体の流れも、お部屋の気の流れもさらによくなって、その日一日、いい気分で過ごせます。

私らしく、幸せになる

この本を通じて、私がみなさんに一番お伝えしたかったこと。

それは、自分の本当の気持ちに気づいて、自分の本当の幸せを知って、自分で自分を幸せにしてあげてねってこと。

やみくもに、パワースポットに行っても、スピリチュアル本を読み漁っても、高額な自己啓発セミナーを受けても、自分の本当の幸せを教えてくれる人は誰一人としていません。

だって、本当の幸せを知っているのは、世界でただ一人、自分しかいないのです。そして、その本当の気持ちを知る方法は、ただ、お腹をもむだけ。

幸せの青い鳥、お腹バージョンですね。どこを探してもいなかった幸せの青い鳥は、実はお腹の中にいました。その存在に気づいて、お腹を大切にしてほしい。それが、幸せになる一番の近道です。

私がチネイザンに出会ったのが２０１０年の7月、あれから今年で7年目の夏を迎えました。生徒さんたちには驚かれます。もっとチネイザンをやっているかと思いました！と。

たった7年で、私はここまで変わりました。自分に自信がなくて、何をやってもうまくいかなくて、彼氏もいなくて、転職ばかりしていて、外の世界にばかり幸せを求めていた20代の私から、天職を見つけ、パートナーに出会い、子供を授かり、お腹の中に幸せを見つけられるようになった今の私に、届けたい言葉があります。それが、みなさんに本当に届けたい言葉。

「お腹に、幸せがあるよ」

もし、チネイザンに出会わなかったら、ここまで自分を変えることはできなかったと思います。だからこそ、もっと多くの方々に、チネイザンに出会っていただきたくて、この本を書きました。

私が変われたように、みなさんも変わることができます。毎日ほんの数分、お腹をマッサージすることで。この本を通じて、たくさんのふわふわお腹が生まれますように！

著者略歴――――
Yuki　ゆき
チネイザンセラピスト。早稲田大学政治経済学部卒業。外資系コンサルティング、外国州政府機関、PR代理店、中米大使館、大手IT通信企業などに勤めながら、自分が本当にやりたいこと、そして自分自身を模索する中で、世界を旅し、ヨガ、マクロビオティック、タイ式マッサージ、カウンセリング心理学、経絡法、アーユルヴェーダ、アロマテラピーを習得。その後チネイザンに出会い人生が激変。30歳を機に独立、直後に起こった東日本大震災がきっかけとなり、セルフチネイザンを開発。その普及のため、日本全国でワークショップを開く傍らチネイザンセラピストの養成にも力を注ぐ。著書に『キレイも愛も幸運も引き寄せる！ 一瞬で「ミラクル体質」に変わる本』（大和出版）、『キレイを呼ぶ氣内臓デトックスマッサージ』（KADOKAWA）。
HP:http://www.tamayoro.com/

氣内臓《チネイザン》　お腹をもむと
人生がまわりだす
心と体の詰まりをとる
デトックスマッサージ

2017年10月25日　第1刷発行
2024年10月31日　第3刷発行

著　者　Yuki
装幀者　アルビレオ
発行者　碇　高明
発行所　株式会社 草思社
〒160-0022　東京都新宿区1-10-1
電話　営業 03(4580)7676　編集 03(4580)7680

本文組版　横川浩之
印刷所　中央精版印刷株式会社
製本所　中央精版印刷株式会社

ISBN978-4-7942-2305-0 Printed in Japan　検印省略

草思社刊

人は皮膚から癒される

山口創 著

触れられるだけで病気や対人ストレスが劇的に改善！　今注目のユマニチュード等、介護や医療の現場で注目されるスキンシップケアの知られざる癒しの効果が明らかに。

本体 1,300円

東大教授が教える独学勉強法

柳川範之 著

テーマ設定から資料収集、本の読み方、情報の整理・分析、成果のアウトプットまで。高校へ行かず通信制大学から東大教授になった体験に基づく、今本当に必要な学び方。

本体 1,300円

君がここにいるということ

――小児科医と子どもたちの18の物語

緒方高司 著

小児科医の著者が、過酷な医療現場で出会った子どもたちとの交流を描く実話。懸命に病と闘う子どもたちの姿を通して、生きることの大切さにあらためて気づかされる。

本体 1,300円

小さな家のつくり方

――女性建築家が考えた66の空間アイデア

大塚泰子 著

毎日を素敵に暮らせる小さな家をつくろう！　すっきり片付くキッチン、明るい玄関と階段、広々リビングにテラス…新築にもリフォームにも役立つ知恵と工夫が満載。

本体 1,500円

＊定価は本体価格に消費税を加えた金額になります。

7